Arrêter de se faire des films

Nos croyances et nos opinions
ne sont pas la réalité

Groupe Eyrolles
61, bd Saint-Germain
75240 Paris Cedex 05

www.editions-eyrolles.com

Avec la collaboration d'Anne Jouve

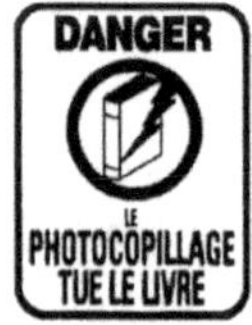

Pierre Raynaud

Arrêter de se faire des films

Nos croyances et nos opinions ne sont pas la réalité

EYROLLES

Également dans la collection « Communication consciente » :

Christophe Carré, *Obtenir sans punir*

La collection « Communication Consciente »

« Communiquer, c'est entrer dans l'orchestre... » et comprendre ce qui s'y joue. En nous, entre nous, autour de nous, tout parle, tout communique ! Mais ces interactions sont souvent discrètes. Elles échappent à notre conscience. Les ouvrages de la collection « Communication consciente » ont pour but de vous proposer des clés de lecture et des modèles d'action pour changer positivement vos relations avec vous-même et avec les autres.

Christophe Carré dirige cette collection. Enseignant pendant 30 ans, il est aujourd'hui consultant en communication et médiateur. Diplômé en Sciences de l'information et de la communication (DEA et école doctorale), il intervient sur des missions d'amélioration du climat relationnel, de résolution des crises et des conflits, de médiation pédagogique, de mobilisation d'équipe et de formation en communication. Il pratique également le théâtre d'improvisation et la mise en scène.

Il a déjà publié plusieurs ouvrages aux éditions Eyrolles :
50 exercices pour maîtriser l'art de la manipulation
50 exercices pour résoudre les conflits sans violence
Animer un groupe, leadership, communication et résolution de conflits
La Manipulation au quotidien, la repérer, la déjouer et en jouer
Sortir des conflits

Table des matières

PREMIÈRE PARTIE

Parlons-nous le même langage ?

Avant-propos

Ce livre est un voyage auquel je convie les lecteurs ; mais un voyage dans nos esprits en quelque sorte. Je voudrais vous faire parcourir les chemins parfois escarpés qui conduisent d'un monde à l'autre, en espérant que personne ne tombera ni ne se perdra en route.

Ce chemin est celui qui fait passer d'une façon de raisonner et de voir le monde à une autre, nouvelle, et rarement vécue en tant que telle par nos contemporains dans nos civilisations. Ce chemin est assez bien exprimé et figuré par une phrase : le mot chien ne mord pas. Ce qui signifie que nous ne devons jamais confondre le vrai chien, celui qui aboie, mord et gratte ses puces, avec le mot qui le désigne. Et ce qui vaut pour le chien vaut aussi pour tous les autres animaux, chacun de nous, les hommes et femmes politiques, nos idées, nos croyances… bref, tout ce que nous disons. Mais d'abord une curiosité : d'où nous vient cette expression ? Pour certains ce serait le sémiologue William James qui en serait l'auteur, mais on avance aussi le nom du créateur de la linguistique moderne, Ferdinand de Saussure, ce qui ne serait pas étonnant dans la mesure où ce grand inconnu du public est un authentique innovateur qui a ouvert la route aux futures découvertes de la systémique et de la pensée moderne, et que le rapport entre le mot chien et le chien n'est pas sans rappeler celui du signifiant et du signifié mis en avant par le fameux linguiste. D'autres encore attribuent l'expression à Ludwig Wittgenstein, ce qui ne serait pas étonnant non plus, ou à un certain Albert Einstein…

En fait, cela pourrait être Alfred Korzybski, le créateur de la sémantique générale à laquelle nous allons nous référer tout au long de ce livre. Il est l'auteur de cette formule devenue célèbre : « une carte n'est pas le territoire », formule proche de celle de notre chien. Dans les deux cas cela signifie que l'on ne doit pas confondre une chose réelle, concrète, avec une représentation de celle-ci : un mot, une carte, un tableau, un drapeau, un symbole, etc.

J'ai conscience que les propos développés dans ce livre peuvent paraître parfois extraordinaires, déroutants et singuliers, car éloignés de nos habitudes de pensée, de nos certitudes, bref dérangeants. Mes propositions vont à l'encontre de tout ce que nous avons appris à l'école, de ce que nos parents nous ont inculqué et de ce que ceux qui prétendent avoir le droit de diriger nos vies cherchent à nous faire croire. Nous sommes quand même quelques-uns à partager cette façon de voir le monde, et de rouler, en apparence du moins, à contre-courant. Mais dans un monde complexe, où nombreux sont ceux qui pensent que nous fonçons dans une impasse, être à contre-courant peut être une garantie de survie et s'avérer très productif. Pour vous aider à pénétrer dans ce

2

monde nouveau que nous allons appeler, faute de mieux pour l'instant, le *langage du réel*, je donnerai de nombreux exemples pour comprendre ce que pourrait être le vrai changement de vie et de société que je propose.

Dans ce livre, je dis parfois « je » et parfois « nous ». C'est pour distinguer les opinions personnelles ou les exemples qui me concernent en propre de ce qui concerne l'équipe de recherche que je dirige, les partenaires qui travaillent avec moi, et qui vont dans le même sens de réflexion.

Introduction

« Les hommes civilisés se trompent souvent parce qu'ils pensent trop[1]. »

Taisen Deshimaru

Quel est le sujet de ce livre ? Voici une vraie question à laquelle il n'est pas facile de répondre. Me voyant écrire tous les jours du mois d'août 2011, mes amis m'ont souvent posé cette question et j'ai eu le temps de réfléchir à la réponse. En fait la difficulté pour y répondre illustre parfaitement le propos même de ce livre : il n'y a pas de mots pour désigner clairement le sujet de ce livre. Et quand il n'y a pas de mots, il faut faire des phrases. Je vais répondre à l'aide de quatre constats qui sont les prémisses de la méthode préconisée ici.

Constat 1 : par notre culture même, apprise avec nos parents, puis à l'école, nous vivons en permanence dans le monde des idées, du langage, des opinions et des croyances, donc dans l'abstrait, à tel point que nous ne savons pas (ou plus ?) décrire ce qui se passe

---

1. Deshimaru Taisen, maître bouddhiste, *La Pratique du zen*, Albin Michel, 1981.

"

autour de nous de façon concrète en termes de faits et d'événements.

Constat 2 : dans le même temps nous vivons en permanence des relations, des interactions avec nos semblables, des interactions amicales, professionnelles, amoureuses, et parfois, ou même souvent, conflictuelles. Ces relations se situent à un niveau plus concret que le monde des idées et des opinions.

Constat 3 : quand nous tentons de résoudre des conflits, nous cherchons la solution au niveau des idées, car c'est là que nous sommes à l'aise pour poser nos problèmes quotidiens, alors que le problème se situe presque toujours au niveau des faits. C'est pourquoi cela ne marche que rarement et que les tentatives de résolution de nos problèmes ne font souvent que les aggraver. C'est comme si nous essayons de balayer la cour avec un manuel sur le balayage.

Constat 4 : au niveau concret, qui est celui de nos relations et de nos conflits, nous n'avons pas à ce jour de langage adéquat pour en parler. Mais si nous arrivons à créer un nouveau vocabulaire et/ou une nouvelle façon d'aborder les problèmes relationnels, de façon à coller aux réalités et non pas à l'idée qu'on s'en fait, alors la plupart des problèmes se résoudront rapidement et quasi naturellement.

Une grande part de nos problèmes relationnels vient donc du fait que nous confondons les mots et les choses ; nous croyons que le mot chien peut mordre ou que le mot démocratie représente la démocratie. Bien sûr, tous les mots désignant des objets du quotidien ne posent pas problème : ils sont concrets. Il y a peu de

6

chance de voir un jour éclater une guerre civile sur le sens de mots comme table, chaise ou bretelle, car il y a une correspondance assez claire entre ces mots et les objets qu'ils désignent. Mais qu'en est-il des mots tels que bonheur ou démocratie ? Il est banal de dire que, même quand nous employons les mêmes mots que nos interlocuteurs, nous ne parlons pas le même langage, car nous leur donnons des significations différentes. Pour tous les mots abstraits, désignant des concepts, des opinions ou des croyances, il n'y a pas, au sens mathématique, de bijection entre le mot et la chose désignée. Or, quand un mot ou une expression peut signifier des choses différentes selon les individus, s'en servir pour communiquer devient dangereux et nous conduit tout droit vers le malentendu permanent.

Or, que voyons-nous tous les jours, dans nos relations amicales, au bureau, dans les débats télévisés et même dans les colloques ? Des hommes se disputer pour des mots, avec des mots… Personne ou presque ne semble se préoccuper, avant de débattre, ou pendant le débat, de dire sa définition de ces mots : « Combien de conflits interhumains ou de discussions sans fin résultent du fait que les interlocuteurs répondent aux mots des autres sans avoir, au préalable, vérifié auprès d'eux le sens qu'ils leur donnaient[1]. »

Pour revenir au sujet de ce livre, nous dirons tout d'abord que je vous propose de cheminer du monde des idées, des croyances et des abstractions diverses, vers le monde des faits réels, des relations

---

1. Kourilsky Françoise, *Du désir au plaisir de changer. Le coaching du changement*, 4ᵉ édition, Dunod, 2008.

et des événements. Un voyage qui n'est pas sans but, ni sans intention de ma part, car je poursuis le dessein de vous montrer que dans le monde du concret les problèmes changent de nature et d'allure ; ils deviennent en même temps plus complexes à définir mais plus faciles à résoudre, quand ils ne disparaissent pas tout simplement, comme par magie. Pour passer du monde des théories au monde des pratiques, du mot chien au chien véritable qui aboie dans la cour, il faut juste apprendre quelques mouvements de gymnastique intellectuelle. Il faut apprendre d'abord à *observer* sans juger et sans interpréter ce que l'on observe, ce qui n'est pas l'apprentissage le plus facile tant nous sommes conditionnés pour ne pas voir ce qui se passe derrière le rideau de nos jugements. Cet apprentissage possède trois acolytes : l'apprentissage de l'art de faire parler les autres, celui de mémoriser ce qu'ils disent et font, et enfin l'apprentissage de l'analyse comportementale et relationnelle. Dans le monde des faits et des relations avec nos semblables, pour réussir nos vies, il est fondamental de cesser de nous penser comme situés au centre du monde, mais de voir que les autres existent aussi, et de comprendre comment ils fonctionnent en faisant abstraction de nos propres préjugés. Cette nouvelle façon de nous comporter nous assurera le maximum de succès. Ce n'est pas de l'altruisme, mais une sagesse de base dans notre propre intérêt.

Parlons-nous le même langage ?

Le langage est souvent oublié dans les études parce que classé comme un simple outil permettant de communiquer ; pour beaucoup d'entre nous il n'est qu'un simple véhicule des pensées. Mais au niveau des faits concrets, le langage est primordial, d'abord parce qu'il accompagne chacune de nos actions, et ensuite parce qu'il est créateur d'événements. Certes, il permet aux idées de s'exprimer, mais bien souvent, c'est lui qui conditionne nos pensées et les façonne :

> *« On sait que chaque langage découpe l'univers en éléments et en actions ; il permet également de définir des classes d'objets, des abstractions qui renvoient à certaines caractéristiques communes à différents éléments ; c'est-à-dire qu'il digitalise d'une manière donnée un processus continu[1]. »*

En fait, nous vivons en permanence au sein de deux mondes : le monde des faits, de ce qui nous arrive, et le monde des représentations, de nos façons de voir et de comprendre ce qui nous arrive. Le premier monde est totalement objectif et unique, mais nous ne pouvons ni le voir ni en parler ; dès que nous en parlons nous passons dans le deuxième monde : celui de nos interprétations subjectives. Il existe ainsi, simultanément, le monde des mots et le monde des choses. Mais nous n'avons pas conscience du fait que ces deux ensembles ne se situent pas au même niveau logique, que l'on ne peut les comparer comme deux éléments du même ensemble, et nous avons donc, tout naturellement, tendance à les con-

---

1. Wittezaele Jean-Jacques, psychologue et psychothérapeute, *L'Homme relationnel*, Éditions du Seuil, 2003.

11

fondre. Dans nos esprits non avertis, les faits et les mots pour en parler sont du même niveau.

Créateur de la sémantique générale, le linguiste et psychologue américain Alfred Korzybski désignait les deux mondes des théories et des pratiques sous deux termes tirés de sa formule célèbre : la carte et le territoire. Ou plutôt, comme nous le verrons, *les* cartes et le territoire. Il dit qu'une carte n'est pas le territoire, comme nous disons que le mot chien n'est pas un chien et en conséquence ne peut pas mordre. Comme Magritte écrivait sur son tableau représentant une pipe : « Ceci n'est pas une pipe. » Non, ceci est seulement un tableau représentant une pipe et l'on ne peut pas fumer le tableau. Le monde du zen avait déjà perçu cela il y a des millénaires : « Parler du sucre ne donne pas son vrai goût. Il faut en manger pour en connaître la saveur[1]. »

La sémantique générale

On considère généralement que la sémantique générale a été inventée (ou découverte ?) par un comte polonais du nom d'Alfred Korzybski, dont l'ouvrage fondateur, *Science and Sanity*, fut publié en 1933.

La sémantique générale étudie les rapports entre le langage et la réalité. Korzybski rêvait de créer un langage précis, de type quelque peu mathématique, afin de supprimer le flou inhérent à notre langage naturel. Nous savons tous que la plupart des mots n'ont pas la même signification selon les personnes, les contextes, les objectifs que l'on poursuit, etc., d'où l'idée qu'un langage qui retrouverait un rapport étroit avec les réalités désignées permettraient de ne plus vivre dans les malentendus permanents.

La sémantique générale ne rencontra aucun succès en Europe.

---

1. Deshimaru Taisen, *op. cit.*

Si l'on reprend la formule d'Alfred Korzybski, l'analogie est facile à comprendre : lorsque nous regardons une carte de l'endroit où nous voulons passer nos futures vacances, nous savons tous, sans avoir besoin d'y réfléchir, que cette carte n'est pas le lieu de notre villégiature, mais seulement une représentation papier. La carte donne donc une *idée* de l'endroit où nous allons nous rendre, alors que le territoire est bien la *réalité* de ce que nous découvrirons sur place. Cela est tellement évident que nous avons tendance à négliger ce fait.

Le territoire est ce niveau vécu dont on ne peut parler sans l'interpréter, il est unique, alors que nous pouvons dresser autant de cartes que nous voulons de ce territoire ; c'est le voyage lui-même, les cailloux du chemin que nous allons fouler ou les trous dans la route que nous allons parcourir en auto ; ce territoire-là est unique, vrai, et totalement objectif à un moment donné du temps, *ici et maintenant*. Alors que les cartes que nous consultons peuvent être de différentes natures, selon l'échelle, les éléments que l'on a choisis de prendre en compte, les objectifs des utilisateurs, etc.

Notre civilisation, notre éducation, nous poussent à vivre le plus possible au niveau des cartes, et nous sommes habitués à juger, à prendre des décisions en restant dans les cartes, sans ressentir le besoin, pourtant fondamental, d'aller voir sur le terrain la réalité. Les propos de la sémantique générale, et le nôtre dans ce livre, consistent à montrer que, souvent, quand il s'agit de mots abstraits tels que bonheur, justice, démocratie, etc. nous avons tendance à penser que le mot EST la chose qu'il désigne. Ce raccourci, présent dans nos esprits, nous amène à penser et à commettre des erreurs considérables dans la vie de tous les jours, dans la conduite de notre société ou dans nos relations personnelles et intimes, bref, partout et tout le temps.

Nous sommes conditionnés par le langage

Tout en refusant de jouer au jeu de la poule et de l'œuf, il semble que le langage, par ses caractéristiques propres, ses règles de syntaxe, soit à l'origine d'un grand nombre de nos croyances, en tout cas de notre structure de pensée :

> *« Chacun d'entre nous apprend à utiliser le langage en rapport avec l'expérience qu'il a du monde, ce qui fait que nous utilisons les mêmes mots mais que, pour chacun d'entre nous, le sens que nous leur attribuons est différent[1]. »*

Notre langage crée un monde pauvre en nuances. C'est la faute du verbe être. Si nous disons que l'ami Marcel EST bête, nous le figeons dans cet attribut, et il faudra beaucoup d'événements et de

---

1. Wittezaele Jean-Jacques, *op.cit*.

comportements contraires à ce jugement pour qu'enfin nous nous apercevions que c'est faux, ou plutôt que ce n'est pas toujours vrai.

Le langage, notre langage, nous prédispose également à disserter sur des abstractions :

> *« On discute de l'homme – au sens générique du terme –, de l'amour, du bonheur, de l'égalité et de la fraternité dans un monde où les relations humaines deviennent de plus en plus vides d'expérience concrète. Les mots se vident de leur substance. Les abstractions tirées à partir d'ensembles d'individus renvoient au général, au statistique : l'individu fait les frais de ce développement conceptuel car il doit dès lors correspondre aux idéaux dérivés de ces réflexions globales, il doit correspondre à des étiquettes[1]. »*

Le langage nous bouche ainsi la vue sur les petites réalités de la vie quotidienne, sur ce qui se passe vraiment dans nos relations, et nous en arrivons à aborder l'analyse de nos actes à l'aide d'outils forgés par la structure rigide d'un langage non adapté.

Nos opinions, nos croyances et nos jugements

La quasi-totalité de nos opinions, de nos certitudes, proviennent de notre langage et de tout ce qu'il nous a appris depuis la petite enfance. Notre langage a créé sa propre réalité, faite de mots, dont certains sont devenus sacrés, d'autres tabous, et s'écrivent avec des majuscules. Les révolutionnaires ont abusé de cette coutume en parlant de l'Homme et en mettant en majuscules toutes les vertus qu'ils attribuaient à leur Révolution et à l'Homme nouveau qu'ils prétendaient pouvoir créer.

---

1. *Ibid.*

Notre monde intérieur est ainsi peuplé de croyances, d'opinions, de concepts et de jugements, et, comme l'avait déjà dit Ludwig Wittgenstein, « *La difficulté, c'est de nous rendre compte du manque de fondement de nos croyances*[1] ».

Les *jugements* que nous portons sur les autres et sur nous-mêmes sont des *croyances*, et nous ne pouvons ni montrer ni démontrer le bien-fondé des enchaînements logiques qui les auraient fait naître. Et les *croyances* sont des *opinions* que nous avons plus ou moins choisi d'adopter et de chérir. Un philosophe, un psychologue ou un homme cultivé auront tendance à chercher, donc à trouver, des différences fondamentales entre ces trois termes. Certes il y en a. Mais pour nous qui sommes du côté du vrai *chien* et de la réalité concrète, ce sont trois versions de la même erreur : celle de croire que la réalité en soi existe en dehors de nous, qu'elle est immuable et qu'elle est plus véridique que le réel des rapports humains lui-même. Et celle de croire que cette réalité a un nom. Ce sont des concepts, et les concepts nous bouchent la vue sur le réel. Fondements de la philosophie, ils ne sont finalement, comme le disait Aristote à propos des sophistes, que « du bruit avec la bouche ».

Le poids de nos croyances

Parmi les nombreux jugements que nous portons sur nous-mêmes ou sur autrui, un grand nombre sont sans influence sur notre vie : ils ne sont ni utiles ni néfastes. Mais, hélas, d'autres nuisent grandement à notre santé, comme ils disent. On a souvent observé un

---

1. Wittgenstein Ludwig, *Tractacus logico-philosophicus*, Gallimard, 1961.

fait étrange : les jugements que nous portons sur nous-mêmes sont généralement des jugements favorables, alors qu'ils sont souvent défavorables quand il s'agit des autres. En 1983, nous avons mis en place une étude auprès de 400 Français leur demandant comment ils pouvaient se décrire en termes d'adjectifs, comment ils voyaient l'homme politique idéal et comment ils croyaient aux promesses de Chirac et Mitterrand. Les principaux résultats de cette étude ont été publiés dans un *Figaro Magazine*[1] de l'époque. Voici les 14 adjectifs le plus souvent cités pour se désigner soi-même par ordre décroissant :

	Adjectifs	**%**
1	Actif	58
2	Honnête	55
3	Sensible	55
4	Accueillant	49
5	Fidèle	48
6	Familial	46
7	Aimable	44
8	Travailleur	42
9	Amical	42
10	Adulte	41

---

1. Les résultats quasi complets de cette étude nationale ont été publiés dans un livre, hélas épuisé, intitulé : *Les Jeux de mots des Français*, Institut LAPS, 1983, épuisé.

	Adjectifs	%
11	Social	41
12	Critique	41
13	Franc	40
14	Logique	40

Les adjectifs ont tous la désagréable conséquence de nous empêcher de voir ce qui se passe réellement, *ici et maintenant*, dans nos relations. À partir du moment où je pense que mon ami Stéphane est radin, je vois tous ses gestes comme enveloppés dans ce jugement, et malheur à lui s'il achète une viande premier prix au supermarché, car cela renforcera mon analyse. Mais s'il dépense une fortune pour l'anniversaire de sa femme, j'aurai tendance à ne pas considérer ce geste à sa juste valeur car il ne cadre pas avec mon classement antérieur. Mon ami deviendra, au mieux, un radin qui, pour une fois…

Examinons quelques jugements particulièrement nuisibles dans nos vies de tous les jours. Il suffit de lire n'importe quel journal ou d'écouter les informations à la télé pour en trouver des quantités. Prenons ainsi l'exemple d'un homme qui a violé une jeune fille, c'est un *violeur* ; d'une femme qui a volé un pull dans un magasin, c'est une *voleuse* ; d'un autre homme qui a tué sa maîtresse, c'est un *assassin*, etc. Dans nos raisonnements quotidiens nous passons ainsi d'un fait isolé à une étiquette bloquant définitivement notre jugement sur ces personnes. Il devrait être clair pour tous que dire « cet homme a assassiné » et « c'est un assassin » ne sont pas des expressions identiques. Il devrait, mais ça n'est pas le cas : beaucoup de nos contemporains ne voient pas la différence entre ces deux expressions, bien que l'une ne soit que le récit de faits et l'autre notre appréciation de ces faits. On oublie que le mot *assassin* n'a jamais assassiné personne, et cette erreur a été étudiée sous le nom : l'exemple qui prouve. On l'entend tous les jours : « Pierre est vaniteux, la preuve c'est que l'autre jour… » Un exemple, dix exemples, des millions d'exemples ne prouvent jamais rien.

Plus grave encore, ces gens resteront violeurs, voleurs ou assassins, même après trente ans de bonne conduite. L'alcoolique restera alcoolique à vie (il parait que c'est une réalité médicale), le menteur sera encore un menteur après toute une vie de vérité… Il suffit de voir la difficulté qu'ont les criminels ayant purgé leur peine à réintégrer la vie *normale* aux yeux des autres.

Le *ici et maintenant* est doublement bafoué : je suis définitivement ce que j'ai été jugé être une seule fois. Partout, dans nos familles (cet enfant est fourbe), dans la rue (cet automobiliste est fou), dans les entreprises (ce collaborateur est fainéant), etc., les jugements ne font qu'aggraver les rapports humains. Et le plus grave est qu'il semble que nous soyons totalement incapables de ne pas porter de jugements sur nous-mêmes, comme sur les autres, comme sur tout ce qui bouge, etc.

Par exemple dans les familles, les parents ne peuvent s'empêcher de juger leurs enfants en les décrivant de façon statique en termes de « Ils sont… ». À partir du moment où Gaston, le fils aîné, est taxé de fainéant, incapable de travailler tout seul, les parents vont se comporter non pas en fonction de ce que fait réellement Gaston, mais du jugement qu'ils portent sur lui. Ils vont par exemple l'aider dans ses devoirs même quand il ne demande rien, ils vont l'inscrire dans des cours du soir supplémentaires, etc., et Gaston, en conséquence, va prendre encore plus l'habitude de ne rien faire par lui-même. Une telle relation, dans laquelle c'est le comportement des parents qui aggrave celui des enfants, est bien connue des spécialistes et s'appelle, dans les méthodes de Palo Alto (que nous évoquerons plus loin), la prédiction qui arrive : je pense que mon fils ne peut se débrouiller seul et, au lieu de lui apprendre les rudiments de l'autonomie, je l'aide et l'amène à être encore moins autonome, ce qui renforce mon premier jugement.

Maintenant remplacez les parents par le patron d'un service, ou par le professeur ou n'importe qui en mesure de juger son prochain, et vous obtiendrez le même type de résultats. Les deux partenaires finiront par croire à une réalité qu'ils ont tout simplement créée et renforcée par leurs propres comportements.

Où il est clair que le mot chien finit par mordre et nous rendre la vie impossible. Parce qu'on ne peut pas ne pas avoir d'opinion sur tout.

Nos erreurs de jugement

C'est pourquoi nous sommes perturbés quand nous lisons des faits divers qui ne collent pas avec nos classements. Il existe en effet des humains qui échappent à nos jugements car ils peuvent être classés dans plusieurs tiroirs à la fois. Voici une histoire vraie. Un homme qui avait tué sa femme et qui venait de purger presque toute sa peine en prison avait obtenu un régime de semi-liberté et pouvait sortir de prison le week-end. Un dimanche, se promenant dans sa ville natale, au bord de l'eau, il entend des cris provenant d'une personne coincée entre un bateau et le quai. Sans hésiter, il plonge et sauve la personne déjà à demi noyée. Alors, assassin ou héros ? La contradiction disparaît et la question devient stupide dès qu'on se place au niveau des faits, du *ici et maintenant*, c'est-à-dire dès qu'on supprime les jugements, les mots eux-mêmes.

Et qu'en est-il des jugements positifs que nous portons sur les autres ? En apparence, il est préférable de penser que mon collaborateur est courageux plutôt que fainéant. Sur le plan des rapports humains et d'entente entre les gens, certes. Mais les erreurs commises sont les mêmes : une personne classée bon collaborateur, courageux, pourra tranquillement lire le journal au bureau, ce ne sera au pire qu'un bon travailleur qui se repose. Dans tous les cas de figure, la réalité de ce qui se passe, *ici et maintenant,* entre les êtres humains, sera estompée et disparaîtra dans le fouillis de nos nombreux jugements.

Jeu : peut-on avoir des opinions sur tout ?

Est-il vrai que nous avons des opinions sur tout ? Même sur un sujet que nous ne connaissons pas ou mal ? Et bien oui : aussi curieux que cela puisse paraître, nous sommes capables de nous forger une opinion sur un sujet qui nous est totalement étranger. En fait, on peut même créer de l'opinion chez quelqu'un par un simple jeu. Amusez-vous à parler d'un sujet quelconque avec une personne qui ne connaît pas le sujet. Vous observerez que, progressivement mais rapidement, une opinion va commencer à se former dans son esprit, puis prendre corps et devenir ensuite une véritable opinion dans laquelle elle se reconnaîtra, au point de devenir une partie d'elle-même et de la défendre dans les conversations ultérieures. C'est inquiétant et cela laisse la porte ouverte aux apprentis manipulateurs.

Nos opinions peuvent naître du dialogue, car en dialoguant nous avons l'impression de prendre connaissance du sujet abordé. Tout se passe comme s'il était honteux de ne pas avoir d'opinion sur tout. Les seuls sujets sur lesquels nous n'avons pas honte d'avouer notre ignorance sont les sujets techniques appartenant à un métier particulier qui n'est pas le nôtre : ne pas connaître les lois de l'électronique, ou une langue étrangère, ou encore le solfège ou la mécanique, etc., n'est pas très gênant pour notre ego. Mais avouer que nous n'avons aucune opinion sur les événements politiques, ou sur la façon d'éduquer nos enfants, sur les rapports hommes femmes, l'égalité, la démocratie, etc., et tous ces mots encombrants, nous semble impossible : nous avons l'impression de perdre la face et de paraître stupides aux yeux des autres.

Autant d'exemples de l'attachement que notre civilisation porte au monde de la carte, aux opinions et aux croyances. Contrairement aux philosophies orientales qui nous apprennent à quel point nous sommes esclaves de nos opinions et qui pensent que « le sage voyage sans bagage », c'est-à-dire sans opinion, nous sommes, nous Occidentaux, attachés à nos opinions, et nous nous y accrochons farouchement comme si elles faisaient partie de nousmêmes. Très peu de gens ont compris à quel point nos opinions sont des fardeaux qui nous empêchent de vivre *ici et maintenant* et que nous serions plus légers si nous les posions à terre comme on pose ses valises quand on n'en a plus besoin. Nos opinions nous empêchent de voir la réalité des faits, et comme nous amalgamons opinions et réalité, nous finissons par croire que le mot *lion* rugit.

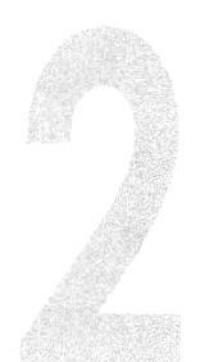

Nous existons en interaction

*La science occidentale s'est toujours beaucoup plus intéressée
à l'étude des entités séparées qu'aux liens entre celles-ci [...].*

Jean-Jacques Wittezaele[1]

La prochaine fois que vous serez le témoin d'une discussion de type polémique, ce genre de dialogue où chaque partenaire passe son temps à dire à l'autre « Je ne suis pas d'accord, et je vais te démontrer que tu as tort », amusez-vous à décrire la scène à laquelle vous assistez. Vous constaterez que votre description contient : un volet concernant le sujet de la polémique, un portrait psychologique de chacun des partenaires, des commentaires personnels sur la façon dont ils se parlent, etc. Mais sur la relation même entre les deux individus, rien ou presque. Notre vocabulaire

---

1. Wittezaele Jean-Jacques, *op. cit.*

possède des milliers de mots pour parler des gens, de leur personnalité, de leurs manies, etc., mais très peu pour parler de la relation elle-même. Notre culture ne nous a pas appris à nous pencher sur celle-ci, comme si la relation entre A et B n'était rien d'autre que des rapports entre deux individus. L'école de Palo Alto s'est justement penchée sur la relation en déclarant qu'elle était plus importante que les individus eux-mêmes. La relation existe en soi, un peu comme une raison sociale, une entreprise, qui est distincte des associés qui la constituent. Elle possède sa propre personnalité, une personnalité morale en quelque sorte.

Nous allons montrer que la relation entre deux personnes, *ici et maintenant*, ce que l'école de Palo Alto appelle une communication au sens *d'interaction*, peut se définir de plusieurs façons selon qu'on reste au niveau de la carte générale ou que l'on *descend* dans le concret. Descendons donc dans les niveaux logiques, dans les couches successives des différentes façons de présenter une relation entre deux personnes et voyons comment nous définissons les cinq niveaux de définition d'une relation.

L'école de Palo Alto

On appelle généralement école de Palo Alto le mouvement intellectuel qui prit naissance dans les années 1950 autour de l'anthropologue et épistémologue américain Gregory Bateson. Il était composé d'anthropologues, de psychiatres, de sociologues, de linguistes, etc. Cette école fut très influencée par la sémantique générale et les thérapeutes de ce mouvement ne parlent pas de malades mentaux mais de relations malades. Le représentant et porte-parole de ce mouvement le plus connu en France est Paul Watzlawick.

Les définitions de la relation

Niveau 1 : Amélie et Bernard sont séparés

À ce niveau – le plus abstrait –, qui est celui où nous vivons habituellement, nous observons deux personnes, que nous appellerons Amélie et Bernard, en conversation. Amélie et Bernard existent séparément avec leur personnalité propre et permanente (*présupposés psychologiques*). En communication classique, nous décrivons la relation entre Amélie et Bernard comme des échanges entre personnes séparées ayant chacune leur propre personnalité ou caractère… Par exemple, on dira qu'Amélie est « autoritaire », « démagogue », pendant que Bernard est « obéissant » et « respectueux », etc. Nous utilisons donc des adjectifs de la carte abstraite ; à ce stade les mots sont rois et ils mordent très fort.

Niveau 2 : apparition de la relation comme troisième partenaire reliant Amélie et Bernard

La relation Amélie-Bernard existe en soi, indépendante des partenaires, réalité émergente, qu'il est difficile de décrire correctement par manque de vocabulaire approprié. Dans la vie courante, on se contentera de parler d'une relation « de maître à élève », « tumultueuse », « de confiance », « d'amour » ou « conflictuelle », etc.

Nous avons Amélie ⇔ Bernard.

Niveau 3 : il existe deux visions de la même relation

La relation possède au moins deux versions, celle d'Amélie et celle de Bernard, et ces deux descriptions sont presque toujours différentes. Par exemple, Amélie, patron, parlera de la relation d'une façon qu'elle voit « amicale », « de confiance », pendant que Bernard, le collaborateur, se méfiera d'Amélie et parlera d'une relation en termes de « méfiance », de « doute », etc. Nous voyons l'importance de l'interprétation dans toute relation et l'axiome selon lequel toute communication (ou presque) est un malentendu.

Nous avons Amélie (Amélie $\Leftrightarrow$ Bernard) $\neq$ Bernard (Amélie $\Leftrightarrow$ Bernard), ce qui se lit : la façon dont Amélie voit la relation avec Bernard est différente de la façon dont Bernard la voit.

Niveau 4 : une description doit être datée précisément *ici et maintenant*

Aucune relation n'est fixe, elle évolue au fur et à mesure des échanges entre Amélie et Bernard ; elle doit donc toujours être codée dans le temps. C'est la fameuse expression, qui revient sans cesse pour décrire le langage du réel et pour analyser une interaction concrète : *ici et maintenant*.

Nous avons maintenant Amélie (Amélie $\Leftrightarrow$ Bernard) $t \neq$ Bernard (Amélie $\Leftrightarrow$ Bernard) t, ce qui se lit : la façon dont Amélie voit la relation entre Amélie et Bernard à un moment t est différente de la façon dont Bernard voit la même relation au même moment.

Niveau 5 : les deux niveaux de la relation

Enfin, la vision de chaque partenaire de la relation à un moment *t* se compose en fait de deux équations : comment Amélie voit la relation et comment elle croit que Bernard la voit. De prime abord, la deuxième équation nous semble quelque peu ésotérique et abstraite, mais il n'en est rien. Prenons un exemple : vous recevez un message de votre grand patron : « Demain à 7 heures dans mon bureau ! » sans autre explication. Je parierais ma fortune que vous allez passer toute la soirée et une grande partie de la nuit à ruminer : « Que me veut-il ? » Et bien vous voici à ce deuxième niveau de la relation : vous ruminez en vous demandant : « Que me veut-il ? Comment voit-il la relation avec moi pour m'envoyer ce message ? » Nous avons tous vécu cela, sauf les maîtres zen qui auraient une autre approche : « On verra demain, pour l'instant, *ici et maintenant*, dormons ! »

Nous approchons d'une vision plus concrète, et instantanée de la relation. À chaque moment, après chaque échange, Amélie aussi bien que Bernard évaluera la relation à ce double niveau. Selon les paramètres de la personnalité de chacun, certains resteront surtout au niveau de leur propre vision et ne s'occuperont guère de la façon dont l'autre voit la relation, alors que d'autres, au contraire, ceux qui réagissent plus qu'ils n'agissent, seront très attentifs à ce que le partenaire croit, veut et pense.

Ainsi, la relation entre Amélie et Bernard, qui se décrivait en termes généraux aux niveaux 1 et 2, est devenue ce qu'elle est dans la réalité : un mouvement et des interactions permanentes entre quatre subjectivités.

Le message important que nous a légué l'école de Palo Alto est que dire « Je suis comme ça » est toujours une erreur. Car je suis ainsi, en ce moment, avec toi, après que tu m'aies dit cela, et je serai autrement avec quelqu'un d'autre dans la minute qui suit. Cela est du bon sens, mais il est assez inquiétant de voir à quel point nos contemporains ont du mal à en tenir compte et comment ils ont du mal à comprendre comment et pourquoi telle personne peut m'apparaître « gentille », « serviable » et « souriante » alors qu'un autre la verra « grincheuse », « peu aimable » et « égoïste », etc. Nous sommes tous différents selon qui est en face de nous car nous sommes en partie ce que les autres font de nous, comment les autres nous voient et comment ils nous fabriquent. Nous sommes des êtres de relations, et sans relations, nous n'existerions plus. Et une relation donnée, à un moment donné du temps et de son déroulement, possède des caractéristiques que nous appréhendons maladroitement sous la forme d'impressions, de jugements et de significations, bref d'interprétations que nous donnons à la situation.

L'écueil
de l'interprétation

Réunissez autour d'une table (ou d'un bon feu de bois…) quelques amis. Demandez à l'un d'eux de raconter pendant environ cinq minutes une histoire qu'il a vécue et enregistrez-le. Ensuite, demandez à vos amis de récrire ce qui vient d'être dit, et demandez la même chose aussi à celui qui vient de parler. Vous serez alors surpris de constater plusieurs choses :

- personne n'aura su retrouver l'ensemble de ce qui a été dit, pas même celui qui viendra juste de le dire ;
- toutes les mémorisations seront plus courtes que ce qui a été dit, or les éléments oubliés seront aussi importants que les éléments mémorisés ;
- ce que les gens auront retenu s'éloigne plus ou moins de ce qui a été dit, tout le monde aura interprété.

Cet exercice est en fait le meilleur test du critère : *tendance à interpréter*. Certaines personnes seront assez fidèles dans leur mémorisation, je veux dire proches des mots exacts prononcés, alors que d'autres auront imaginé une histoire complètement différente, en ajoutant leur propre vécu. Si vous cherchez quelqu'un de fiable, ne prenez pas la deuxième catégorie, mais si vous cherchez un poète…

Voici un exercice curieux qui vous montrera à quel point l'interprétation est parfois plus importante que la mémorisation du réel.

Exercice : le président est mort[1]

Réunissez encore quelques amis, surtout ceux qui ont tendance à penser qu'ils sont fiables et n'interprètent pas ce qu'on leur dit. Demandez-leur d'écrire les chiffres 1 à 15 l'un en dessous de l'autre et lisez-leur ensuite le texte suivant, une seule fois, à voix haute et claire :

« Le président est mort. Les gardes du corps n'ont pas pu l'empêcher. La police a arrêté deux personnes armées. Le docteur AZ a déclaré que les dégâts avaient été trop importants et que rien n'aurait pu sauver la vie du président. "Tout a été tenté", dit-il. »

Posez-leur maintenant les questions de la page suivante (pas trop rapidement, bien que dans ce test rien ne sert de réfléchir car les interprétations ont déjà eu lieu dans les esprits de vos amis au moment même où ils ont entendu le texte, et rien ne peut plus les effacer !), en leur demandant pour chacune d'entourer « V » si le texte dit que c'est vrai, « F » si le texte dit que c'est faux, et « ? » si le texte ne permet pas de décider si c'est vrai ou faux. Faites ensuite le total.

---

1. Ce genre de test s'appelle dans la littérature de la sémantique générale un test de non-discernement des inférences. Vous trouverez des exercices du même type dans le livre d'initiation à la sémantique générale de Michel Saucet, *La Sémantique générale aujourd'hui*, 1re édition, Retz, 1983 ; Courrier du Livre, 1987.

1	Nous savons que le président a été tué	V	F	?
2	Les gardes du corps ont essayé d'empêcher sa mort	V	F	?
3	Rien n'aurait pu sauver sa vie	V	F	?
4	Nous savons qu'il a succombé à ses blessures	V	F	?
5	Les blessures étaient importantes	V	F	?
6	Les médecins ont tenté de sauver sa vie	V	F	?
7	Nous savons qu'il a été victime d'un attentat	V	F	?
8	Le docteur AZ a examiné le président	V	F	?
9	Il a fait une déclaration	V	F	?
10	Le président a reçu des soins	V	F	?
11	Les hommes arrêtés étaient les gardes du corps	V	F	?
12	Le docteur AZ est l'un des hommes arrêtés	V	F	?
13	Il est un homme	V	F	?
14	Nous savons que le président a été exécuté	V	F	?
15	Il avait fait trop de dégâts pour que sa vie puisse être sauvée	V	F	?
Total				

Solution

La seule affirmation qui mérite le « V » est le numéro 9 ; les « F » sont les phrases 1, 4, 7, 14, celles qui commencent par « Nous savons que… » et toutes les autres sont des « ? ».

Les réponses F sont fausses parce que la question contient l'expression « Nous savons que… ». Or, il est faux que nous sachions. Mais si on enlève ce début de phrase, on doit cocher « ? » comme pour les autres phrases. D'ailleurs, quelques petits malins ont obtenu des bonnes notes en cochant « ? » systématiquement !

En moyenne, les personnes répondent correctement à 6 ou 7 questions seulement sur 15. En fait, le test est conçu pour éveiller l'imagination des lecteurs, qui pensent avoir entendu ce qui n'a pas été dit dans le texte en se fiant au probable.

En dessous de 5 points, nous avons affaire à de joyeux drilles qui voient la vie comme un morceau de musique ; la vérité, la réalité de ce qui se passe ne les intéresse guère et celle-ci le leur rend bien. Ce peut être des personnes réussissant brillamment mais pas dans les métiers demandant une bonne dose de rationnel : ce sont des artistes, des créatifs, des aventuriers, etc. Quant à ceux qui obtiennent plus de 12 points, il faut s'en méfier comme de la peste car tout ce vous leur direz pourra être retenu contre vous.

Ceci dit, nous avons montré à maintes reprises que ceux qui réussissent le mieux dans leurs entreprises sont ceux qui sont capables d'être à la fois créatifs avec leurs amis, conjoints ou enfants, et rationnels et peu interprétatifs dans le cadre de leur profession ou quand il y a un enjeu de taille. Nous avons fait passer ce test à plus d'un millier de personnes dans le cadre de nos stages d'analyse relationnelle et nous n'avons trouvé qu'une personne ayant obtenu 15 points.

Nous transformons ainsi ce que nous entendons au moment même où nous l'entendons, et ce qui est probable devient un fait avéré dans notre esprit. Par exemple, dès que nous entendons « Le président est mort. Les gardes du corps n'ont pas pu l'empêcher », nous pensons : il s'agit d'un attentat, donc il y a des blessures et le médecin a ausculté le président, etc. Autant d'affirmations absentes du texte, mais présentes dans notre esprit qui possède la détestable faculté d'entendre ce qu'il a interprété.

Ce test est terrible pour notre fierté. En même temps, il montre la difficulté que nous avons tous de prononcer cette petite phrase : « Je ne sais pas. » Dans la vie courante, quand nous ne savons pas, nous inventons et affirmons comme vrai ce qui n'est que probable dans notre esprit. C'est dans ce moment, en l'absence de tout chien véritable, que nous faisons appel au mot chien : s'il me dit que les gardes du corps n'ont pas pu l'empêcher c'est que… et c'est parti ! C'est pourquoi nous sommes assez aveugles quand il s'agit de voir que tout ce qui nous arrive est toujours nouveau et unique, car tout de suite nous trouvons des ressemblances avec des événements passés, du déjà vécu. Et notre croyance erronée que *tout est un éternel recommencement* vient appuyer et justifier notre analyse fausse. Quand nous marchons sur le chemin en regardant la carte, elle nous cache le chemin et nous pouvons tomber dans le ravin.

Il existe de nombreuses histoires tendant à montrer que l'interprétation est constante dans nos réflexions et qu'elle nous empêche de voir ce qui se passe. Dans le test du président, il est clair que nous n'avons pas répondu correctement à la plupart des questions parce que nous avons ajouté au texte des phrases non dites, parce que nous ajoutons notre interprétation à ce que nous entendons, au moment même où nous l'entendons. Ce qui, entre parenthèses, montre bien que dans la relation, nous sommes en permanence coauteurs de la signification de ce qui se passe.

Toute communication est un malentendu

Comme le dit Jeffrey Wijnberg, psychologue clinicien et psychothérapeute, « Plus vous parlez, plus le risque qu'il y ait des malentendus grandit[1] ». Il n'est ainsi pas exagéré d'affirmer que tout est subjectif dans les relations humaines et même, allons encore plus loin, que toute communication est un malentendu. Ceci est un grand coup de pied dans la fourmilière des joyeux utopiques que Paul Watzlawick appelle plaisamment les utopistes *aux yeux plein d'étoiles*, qui aimeraient que les gens fraternisent entre eux, dans une complète objectivité. Mais cela n'arrivera jamais. Il n'y a que les morts à être objectifs.

---

1. Wijnberg Jeffrey, *Avez-vous vraiment besoin d'un psy ?*, InterEditions, 2005.

Claude Shannon, père fondateur de la théorie de l'information, a travaillé pour Bell à la diminution des « bruits » dans les télécommunications, avant les découvertes essentielles de la systémique (que nous reverrons en partie III) et de l'école de Palo Alto. Selon lui, chaque élément de communication échangé entre deux ou plusieurs personnes possède des sens variés :

- le sens pour celui qui a émis le message, le sens de l'émetteur ;

- le sens pour celui qui reçoit le message, le sens du récepteur ;

- le sens commun, le sens donné par le dictionnaire, la définition encore appelée *stéréotype* ;

- le sens donné par la réaction du récepteur, ce qu'il me répond, que ce soit verbalement ou autrement : s'il me donne une gifle ou quitte la pièce fâché, je comprends bien le sens de ce que je viens de lui dire.

À ces différentes significations de nos messages il faut ajouter les sens donnés par le contexte et l'environnement. Par exemple, quel sens peut avoir la phrase « Il est minuit » ? Si je réponds à la question « Quelle heure est-il ? », le sens est clair et non ambigu. Mais si je dis cela en bâillant, en me levant et en allant chercher mon pyjama, le sens n'est plus dans la phrase mais dans le contexte, et mes invités, s'ils sont bien élevés, comprendront qu'il est temps de partir.

Devinette

Dans une station de métro parisienne, en 1950, une seule caisse est ouverte et une longue file avance lentement. Au-dessus du guichet il est écrit : « Ticket de

1re : 1 franc ; ticket de 2nde : 80 centimes. » Un homme se présente et donne 1 franc. La guichetière lui donne un ticket de 1re sans rien dire, sûre de ne pas se tromper. Pourquoi ?

La réponse est dans l'histoire, c'est-à-dire que si l'on ne trouve pas la réponse c'est parce qu'on entend quelque chose qui n'a pas été dit et qui empêche définitivement de trouver la solution. Ici, le texte dit « il donne un franc » et on entend « il donne une pièce d'un franc ». Mais l'homme peut donner un franc en pièces de monnaie pour dire clairement qu'il veut un billet de 1re !

La plupart des gens à qui l'on pose cette devinette éprouvent le besoin de s'inventer des histoires pour expliquer pourquoi cet homme veut un ticket de 1re. Par exemple qu'il est bien habillé, qu'il connaît la caissière, etc. À ces personnes nous répétons que la réponse est dans l'histoire et qu'ils l'auraient déjà trouvée s'ils ne s'étaient pas ajouté une contrainte supplémentaire à l'histoire. Enfin, on les plonge dans un abîme de réflexions en leur disant que cette situation leur est sûrement déjà arrivée maintes fois.

La communication linéaire, ou l'objectivité impossible

Jusqu'à l'avènement des découvertes de la mécanique quantique, nous avons cru que les objets de notre quotidien étaient une réalité en soi et nous avons appris avec stupeur qu'il n'en était rien. Mais pour le commun des mortels, et même pour les savants dans la vie courante, nous savons bien que la table sur laquelle nous mangeons est d'une nature plus réelle que le « bonheur » ou la « justice ». Alors laissons la mécanique quantique à ceux qui la comprennent et revenons sur terre, revenons aux méfaits de la croyance que le mot chien puisse mordre et gratter ses puces.

Nous prétendons tous être objectifs, le mot a une couleur positive par rapport à son contraire : il n'est pas bon d'être subjectif. Une idée subjective aura toujours moins de valeur dans la conversation qu'une idée déclarée objective. On ferait ainsi peu de cas d'une personne qui commencerait son discours par « Je sais que je vais être subjectif, mais… » Le malheur est que tout est subjectif, comme nous allons le montrer.

Nous avons vu avec l'exercice d'interprétation « Le président est mort » qu'il nous est impossible de retenir plus de quelques mots, quelques bribes de phrases de ce que l'on vient d'entendre. Tout cela a été bien étudié par des spécialistes et aussi par nos équipes de recherche. Alors si nous interprétons en permanence, où se trouve le réel de ce qui a été dit, de ce qui s'est passé ? En effet :

- il y a d'abord les deux personnes physiques qui se parlent, Amélie et Bernard ;
- il y a ce qu'Amélie dit à Bernard (la partie en apparence objective qui peut être enregistrée ou filmée), le message, appelons-le M ;
- il y a ce qu'Amélie croit avoir dit (l'interprétation d'Amélie, appelé l'encodage) ;
- il y a ce que Bernard croit avoir entendu (l'interprétation de Bernard, appelé le recodage) ;
- et il y a ce que Bernard aura retenu du message d'Amélie, le message mémorisé M'.

Tout cela peut être illustré par le schéma qui suit, appelé schéma de la communication linéaire, fort utile lorsque l'on veut apprendre à mieux maîtriser ses relations :

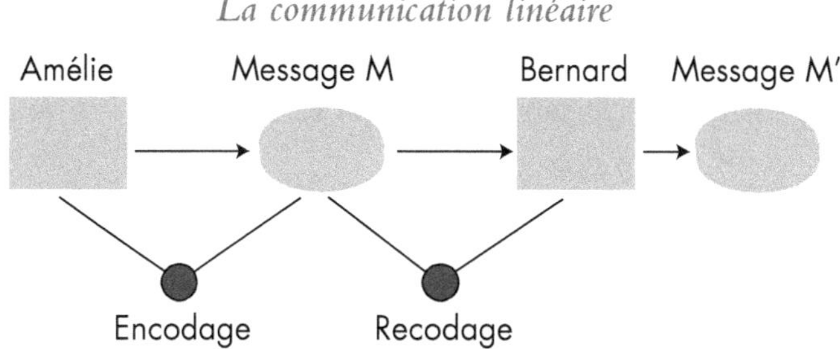

Nous voyons que quand deux personnes sont en interaction, elles sont en réalité quatre ! Maintenant observez la magie : le message lui-même, seul élément objectif de cette chaîne, n'est présent aucune part ailleurs que dans les instruments d'enregistrement, quand il y en a ; il n'existe ni dans l'esprit de celui qui a parlé, ni dans l'esprit de celui qui a écouté, ni dans les esprits des éventuels spectateurs... Où est-il passé ? Quel est ce tour de prestidigitation ? Et bien, puisqu'il n'existe dans les esprits de personne, sur le plan de la communication et de la relation, on peut dire qu'il n'est nulle part. Il a disparu du circuit. Le message (M) n'existe pas. *L'objectivité n'existe pas.* Les seuls éléments véritables dans cette chaîne sont les deux interprétations des deux protagonistes, *l'encodage* et le *recodage* ; or, ces deux interprétations sont presque toujours différentes. D'où l'axiome déjà vu : *toute communication est un malentendu.*

Nous avons souvent l'habitude de continuer ce schéma par les actions en retour de celui qui a écouté et l'on voit dans ce schéma que Bernard va réagir aux propos d'Amélie de façon toujours un peu imprévisible (sauf si on le connaît vraiment bien) et que ces réactions sont, pour le sémanticien du territoire, le *vrai* sens de ce que l'on vient de lui dire.

Reprenons l'exemple de la gifle. Je m'adresse à un individu quelconque, je l'insulte : il me gifle. Cette gifle me donne le *sens* qu'il attribue à mes propos. *Le sens est dans la réaction*, disent ainsi certains sémanticiens. Dans le schéma précédent la relation est ainsi étudiée sous l'angle d'un principe ancien et périmé, celui de l'axe émetteur-récepteur, ce qui nous montre les faiblesses de la communication ordinaire, telle que nous la pratiquons habituellement. Car, en réalité, chaque partenaire d'une relation n'est pas à tour de rôle émetteur ou récepteur, comme le schéma linéaire de Claude Shannon nous le faisait croire, mais simultanément émetteur et récepteur. Et ce que nous disons ou ce que nous faisons est influencé par ce que l'autre nous a dit ou fait auparavant ; nous sommes coauteurs de nos interactions. La conception linéaire de la communication fait ainsi semblant de croire que, pendant qu'un partenaire s'exprime, l'autre reste neutre, comme vidé de toute pensée et totalement inactif. C'est pourquoi à la conception linéaire de la communication entre deux individus, nous avons substitué une conception cyclique, plus proche de ce qui se passe réellement, et plus en rapport avec les découvertes de la systémique, ce que nous verrons en partie III.

Déceler le piège de l'abstraction : l'exemple politique

Nous venons de découvrir deux réalités gênantes pour notre tranquillité d'esprit. La première est que nous ne sommes pas capables de voir la réalité en soi (d'ailleurs elle n'existe pas) et que notre langage est incapable de décrire le réel. La seconde est que nous ne parvenons pas à traiter la relation comme une réalité. Une grande partie de nos problèmes vient de ces deux incapacités. C'est pourquoi le simple fait d'ôter de nos esprits ces deux croyances inhibantes sera un progrès considérable vers la libération de nos chaînes cognitives. Encore faut-il également apprendre à savoir déceler les pièges de l'abstraction de la société dans laquelle nous vivons…

L'application systématique du langage concret et de la pensée concrète à l'ensemble des problèmes posés par la société, dans les familles, les entreprises et ailleurs, aboutirait à d'authentiques révolutions dans l'ensemble de nos comportements quotidiens et permettrait de créer un autre type de société. Une véritable révolution, que l'on aimerait appeler idéologique si le mot n'était pas trop abstrait et déjà utilisé à mauvais escient.

Certains de ces changements sont aujourd'hui des idées classées à gauche par nos contemporains, et d'autres sont plutôt classées à droite, mais la plupart sont des idées qui appartiennent à toutes les personnes douées de bon sens, sans couleur politique particulière. D'ailleurs, par jeu, nous avons souvent posé à nos stagiaires, à la fin du premier stage, la question fatidique : d'après vous, le créateur de la méthode (votre serviteur) à laquelle vous venez de vous initier est-il de droite ou de gauche ? La moitié répondait d'extrême-droite, l'autre d'extrême gauche. Bien qu'on dise que les extrêmes se rejoignent, ce qui ne veut pas dire grand-chose, ce résultat étonnant montre que la vraie réponse était le caractère complètement différent de cette façon de penser par rapport aux autres. Personne ne nous a jamais situés au centre, ni même au sein d'un parti traditionnel. Nous sommes en position méta par rapport aux traditionnelles méthodes de développement personnel. En quoi l'enseignement avait dû être de bonne qualité, à moins que ce ne soit les stagiaires. Ou les deux.

Vous saurez facilement reconnaître dans cette partie consacrée aux politiques que certaines de nos conclusions, élaborées à partir d'observations concrètes, sont clairement ancrées à gauche et d'autres à droite. Et même très à gauche et très à droite. Du moins *ici et maintenant*, en 2012. Vous verrez également, malheureusement, que, pour l'instant du moins, aucun parti, aucune association politique, aucun organisme, à notre connaissance du moins, n'a su échapper aux illusions d'idées, généreuses certes, mais utopiques. Personne dans le monde politique d'aujourd'hui ne raisonne à partir des faits et uniquement des faits. Ils ont tous besoin du confort intellectuel de leurs justifications, et cela les perdra. Du moins nous aimons à le croire.

Les fondements
de notre société

Nous allons essayer dans ce chapitre d'appliquer notre méthode, c'est-à-dire de ne pas juger, mais seulement d'appliquer notre grille d'analyse à ce que l'on peut observer des hommes et femmes politiques.

Sur l'axe concret-abstrait, les hommes et femmes dont c'est le métier de faire de la politique et de nous diriger vivent au plus haut degré de l'abstraction. Ils vivent dans une tour d'ivoire, agissent selon une carte à grande échelle extrêmement abstraite de la réalité où les détails, les nuances, les individus, les cas différents, n'apparaissent pas. Or, nous savons bien que si nous partons en randonnée avec une carte au millionième, nous ne verrons pas le chemin et nous nous perdrons. Déjà, rien que ça devrait nous flanquer la frousse. Mais le manque d'esprit critique de la plupart de nos contemporains les empêche de voir le danger. Et nombreux sont encore ceux qui se passionnent pour les luttes intestines entre partis, ou même au sein du même parti, comme si cela devait changer leur vie.

Lorsque nous avons une carte peu détaillée du terrain, nous ne voyons donc pas les petites routes, les petits ruisseaux, qui sont tout aussi importants que les grandes rivières, et nous nous égarons souvent. Bien sûr nos hommes et femmes politiques ont de nombreux conseillers qui leur parlent de ce qui passe en dessous, du côté de la France d'en bas ; ils écoutent, prennent des notes, apprennent à connaître cet autre monde à l'aide de dossiers, mais ils ne sont pas concernés car ils ne vivent pas les situations. On connaît l'histoire du prix de ticket de métro que Valéry Giscard d'Estaing ne connaissait pas ; c'est anecdotique, certes, mais révélateur.

Une des plus grosses erreurs d'appréciation que commettent la quasi-totalité de nos politiques, en voyant les hommes du haut de leur tour comme des fourmis, est de penser (ou de faire semblant de penser) que nous sommes tous semblables. Et effet, plus on monte en altitude, plus tout se ressemble. C'est pourquoi ils parlent dans leurs discours des « Français » (on peut sans difficulté changer la nationalité : c'est valable dans tous nos pays occidentaux) comme d'un tout homogène et, par voie de conséquence, lorsqu'ils nous font des promesses de changements ou lorsqu'ils créent des lois, ils nous disent que ces lois sont bonnes pour tous les Français. Ils occultent ainsi l'essentiel, la réalité : que toute loi, tout changement dans l'organisation d'une société, avantagera certains au détriment d'autres. Aucun homme ou femme politique ne le dit clairement quand ils sont au pouvoir. C'est l'apanage de l'opposition de nous dire qu'ils sont pour ou contre telle ou telle classe sociale ; les extrêmes situés à gauche se prononcent contre les banquiers, les riches et les nantis ; les extrêmes situés à droite contre ceux qui plombent la société en se laissant porter par les aides de l'État…

Gauche et droite

La première des abstractions, omniprésente dans les discours politiques, est ainsi l'opposition droite/gauche. Quelle est l'origine de cette opposition majeure en politique ? Selon Wikipedia : « L'origine historique de ce clivage se trouve dans un vote ayant eu lieu en France à l'assemblée nationale d'août-septembre 1789. Lors d'un débat sur le poids de l'autorité royale face au pouvoir de l'assemblée populaire dans la future constitution, les députés partisans du veto royal (majoritairement ceux de l'aristocratie et du clergé) se regroupèrent à droite du président (position liée à l'idée que la place d'honneur est à droite). Au contraire, les opposants à ce veto se rassemblèrent à gauche sous l'étiquette de "patriotes" (majoritairement le tiers état). » Autrement dit, parce que les ancêtres de nos politiques ont choisi leur place dans un hémicycle, nous voici coincés dans ce dualisme qui nous empêche, comme tous les dualismes, d'apercevoir les nuances. C'est blanc ou noir, pas de place pour le gris. Il est quand même admis qu'il puisse y avoir un centre, un lieu qui ne soit ni de droite ni de gauche, mais même dans ce cas nous posons la question : « Centre d'accord. Mais, centre-droit ou centre-gauche ? » Jusqu'ici aucune personnalité politique du centre n'a réussi à percer durablement (du moins sous la Ve République).

Car le problème n'est pas politique mais cognitif. Notre monde, complètement sous le joug des abstractions, ne peut concevoir les nuances au sein d'un dualisme. Nous ne pouvons pas être un peu de droite et un peu de gauche, il faut choisir. La position centrale est perçue par nos esprits comme une forme de faiblesse, une indécision et une incapacité à choisir son camp.

Au cours de l'histoire les idées des deux blocs ont varié ; la droite et la gauche se sont échangées des projets, des concepts, etc. Et l'opinion que nous avons de ces deux blocs a elle aussi évolué dans le temps, en fonction des hommes politiques dont on parle, du poste que la faction occupe (au pouvoir ou dans l'opposition), en fonction des opportunités, etc., et aussi du sujet dont on parle. Il serait à ce propos intéressant de faire des études à partir des gens, assez nombreux, qui votent tantôt à droite, tantôt à gauche.

C'est ainsi que la plupart de nos concitoyens qui ont à la fois des idées de droite c'est-à-dire des idées aujourd'hui classées ainsi, et des idées de gauche, se trouvent piégés quand il s'agit de se prononcer en faveur d'un clan, car ils ne retrouvent chez aucun parti les nuances qu'ils ressentent, même intuitivement, dans leur esprit. Sans compter que, même si une étude approfondie arrivait à distinguer ce qui caractérise chaque clan, on constaterait sûrement que plus des trois quarts des idées sont communes aux deux car elles appartiennent à l'air du temps. Il est, entre autres, une idée forte qui réunit tous les politiques de tous bords : l'envie d'être élus et réélus. Ce qui nous fait penser que si les termes de droite et de gauche perdurent, ce n'est peut-être que parce qu'il existe des partis politiques pour les maintenir en vie. À méditer !

D'ailleurs, l'élection est-elle démocratique ? Au siècle des Lumières on pensait en effet que le tirage au sort était plus démocratique que l'élection, apanage de l'aristocratie.

Démocratie et dictature

Le terme démocratie, qui à l'origine signifiait « gouvernement pour le peuple et par le peuple », s'est rapidement dilué dans des significations diverses, tellement diverses qu'il en est arrivé à ne plus vouloir dire grand-chose. Il est fortement lié sémantiquement au mot égalité. Nous trouvons ainsi souvent ces deux mots dans les mêmes phrases, comme synonymes. La démocratie, telle que nous l'entendons de façon vague dans nos pays, signifie quelque peu que les hommes sont considérés comme égaux entre eux. On notera que l'expression ancienne « égaux en droits », plus précise, a souvent disparu du langage courant. Où l'on voit qu'au fil du temps le langage que nous utilisons devient de plus en plus abstrait et de moins en moins réaliste. En effet, « égaux en droits » avait encore un sens plus ou moins précis : les hommes, bien qu'ils soient très différents et relativement inégaux, doivent avoir les mêmes droits. C'est l'expression d'une volonté politique de supprimer ce qui apparaît comme une injustice : l'inégalité des traitements selon les moyens financiers, les capacités intellectuelles, les origines, etc. Alors que proclamer les hommes égaux relève plus du vœu pieux des utopistes, du paradis vers lequel nous voulons aller, mais nullement d'une réalité.

> « La démocratie est une utopie : c'est une illusion de croire qu'on peut être égaux si l'on n'est pas identique, et quand nous serons identiques, nous mourrons d'ennui[1] ! »

Le bon sens populaire, auquel il faut faire appel de temps à autre, celui de l'homme de la rue qui reste plus souvent au niveau du réel, des faits, constate de façon évidente que les hommes ne sont pas égaux entre eux. Il le déplore parfois et peut y voir une injustice, certes, mais pour lui nous sommes tous inégaux. Inégaux physiquement, en intelligence, en richesse… inégaux en tout. C'est la réalité. Cet homme (qui est aussi souvent une femme), quand il croise certains de ses compatriotes, se sent clairement différent d'eux, voire même complètement étranger. Par exemple, quand il lit son journal ou regarde la télé et qu'il entend parler des actes odieux de pédophiles ou de violeurs assassins, son sentiment est celui de l'étrangeté : « Je ne suis pas comme ça », pense-t-il. Quand il voit des casseurs piller des magasins au cours d'une émeute, brûler des voitures, il se dit que ces gens-là ne sont pas humains au même titre que lui. Au sein d'un même pays, c'est donc un euphémisme de dire que les gens sont différents.

Ces propos ne sont pas des opinions politiques ou philosophiques, ils découlent directement du fil conducteur de tout ce livre : l'opposition entre les cartes abstraites d'un côté et le réel de l'autre,

---

1. Volkoff Vladimir, romancier et essayiste, *Pourquoi je serais plutôt aristocrate*, Éditions du Rocher, 2004.

50

le territoire. Mais lorsqu'on entend une femme politique dire que « La France aime tous ses enfants », notre analyse est immédiate : elle commet une double erreur. La première est de parler de la France en général comme d'une personne ; la deuxième est de caser tous les *enfants* de la France dans le même panier. Si la France aime aussi bien le hors-la-loi que le scientifique qui fait faire un pas décisif au traitement du Sida, alors la France est folle. Ceci dit, ne nous y trompons pas : pour les hommes et femmes politiques qui tiennent ce genre de propos, ce ne sont que des discours de manipulation politique, c'est-à-dire rien d'autre qu'une carte très générale dont le but est de récolter des voix. Dans la réalité, une fois au pouvoir, les mêmes politiques se gardent bien de considérer tous les enfants de la nation de la même façon : aux uns la prison et aux autres les niches fiscales. Cette idée de la démocratie, que les événements de 1968 ont exacerbée, a eu des conséquences néfastes dans bon nombre de cercles. Dans les entreprises, par exemple, la hiérarchie, depuis quelques décennies, a pris des rides. On ne dit plus le chef, mais le *leader*, on ne dit plus mes employés mais mes *collaborateurs*…

Nous connaissons tous plus ou moins les expériences faites avec des rats ; nous savons que si l'on met des rats dans la même cage, ils se battront d'autant plus violemment que la cage sera étroite. Nous savons qu'à la fin il y aura trois sortes de rats : le ou les dominants, les souffre-douleur, et les autres, tantôt alliés des uns tantôt des autres. Le centre quoi ! Il en est ainsi dans la nature. Mais ce que l'on sait moins, c'est que si l'on met dans une cage les rats dominants, dans une autre les souffre-douleur et dans la troisième ceux que dans les entreprises on appelle parfois, de façon fort élégante, les *ventres mous*, les bagarres vont avoir lieu dans chaque cage de la même façon, et à la fin, dans chaque cage, il y aura des dominants, des souffre-douleur, etc. N'est-ce pas merveilleux de constater que les rats souffre-douleur peuvent devenir à leur tour des dominants dans un contexte différent ? N'est-ce pas la négation même du concept de personnalité telle que l'entendent les psychologues classiques ? Des expériences menées sur les hommes ont en effet montré qu'il en était de même chez nous et que la nature humaine, la personnalité, ne sont que des mots. Nous sommes, en fonction du contexte : avec des faibles nous nous montrons forts, et faibles avec des forts. Car, même sans le savoir clairement, ce que nous sommes est *ici et maintenant*.

Le contraire de la démocratie, du moins au niveau des cartes les plus abstraites, semble être la dictature. Mais celle-ci s'oppose-t-elle en tout point à la démocratie ? La dictature est-elle vraiment son contraire ?

A priori, le terme de dictature semble plus précis, plus concret que celui de démocratie, il se prête à moins d'interprétations et de variantes. Une dictature suppose toujours : un homme ou une équipe dirigeant de façon autoritaire, l'absence de vote, un parti unique, etc., donc le refus de toute opposition et de toute manifestation de mécontentement. Ce sont les points sur lesquels tout le monde s'accorde. Et ces points font que le mot dictature a rarement une bonne cote auprès de nos contemporains, qui ne veulent pas être écrasés par une hiérarchie politique toute puissante. Et on les comprend.

Mais, à y regarder de plus près, l'opposition démocratie/dictature n'est peut-être pas aussi tranchée que cela. En effet, il y a autant de formes de démocratie que d'exemplaires existants. Comment peut-on qualifier et décrire la nôtre ? Ne vivons-nous pas dans une sorte de *dictature de la démocratie*, une dictature de la pensée unique ? On nous dit sans cesse ce que nous devons penser, quels sont les mots sacrés à utiliser et les mots tabous à ne pas utiliser sous peine de sanctions, comment nous devons nous conduire sur les routes, dans les lieux publics, mais aussi, de plus en plus, dans l'intimité. Si l'on regarde les milliers de lois qui ont été promulguées ces dernières décennies, on constate que l'évolution ne se fait que dans un sens : toujours plus d'interdits, toujours plus d'obligations, jamais un petit supplément de *liberté*. C'était bien la peine d'inscrire ce mot au fronton de nos mairies ! Coluche le disait déjà, après Georges Duhamel : « Tout ce qui n'est pas interdit est obligatoire. » Quand l'État s'occupe de tout, y compris de la façon dont nous devons nous servir de nos salles de bains, peut-on encore parler de liberté et de démocratie ? Le rôle de l'État n'est-il pas plutôt de bien gérer notre pays, de diminuer le chômage et de rendre les gens plus satisfaits de leur vie ?

La dictature s'avance à pas feutrés, sournoisement, et comme c'est une dictature des idées, qu'elle se présente dans l'intérêt des citoyens, et qu'elle avance entourée d'une palanquée d'experts autoproclamés, de psys, sociologues en tous genres, elle recueille l'assentiment de la majorité de ceux-là même qu'elle veut brimer et emprisonner. Comme le dit Luc de Branbadere, mathématicien et philosophe :

> *« La pensée unique est d'une certaine manière la négation de la pensée. Elle équivaut à ne plus penser du tout. Or c'est de la confrontation des idées, et non de la dissolution de l'une dans l'autre, dont se nourrit l'imagination. Il est donc impératif de retrouver les forces – et le plaisir – de la pensée multiple, abondante, plurielle[1]. »*

Vote et majorité

La définition contemporaine du mot démocratie semble tourner plus autour de la notion d'égalité entre les hommes que de celle, plus étymologique, du pouvoir du peuple par le peuple. Pour les hommes contemporains, au moins quand ils sont politiquement corrects, il va de soi que nous sommes tous égaux, donc il va de soi que chacun d'entre nous vaut une voix dans les élections, et que le candidat qui remporte le plus de suffrages (même s'il n'a qu'une voix de plus que son adversaire) a gagné. Encore une fois le langage abstrait des mots et des cartes a frappé. Qu'en est-il pour celui qui parle le langage du réel, pour celui qui préfère parler aux humains plutôt qu'à leur CV ?

Examinons un cas récent : le traité de Maastricht de 1992. Nous savons qu'en France ce traité a été voté de peu, par 51 % de oui, ce qui a fait dire à nos hommes et femmes politiques que « La France a voté oui ». Mais je voudrais maintenant poser un problème d'une autre nature. Pour le dire crûment : sur un sujet

---

1. Branbadère Luc de, *Le Management des idées*, Dunod, 1998.

donné, doit-on demander l'avis des gens qui n'en ont pas ou, pire, qui ne comprennent même pas la question ? Le pilote de l'avion pris dans la tempête demande-t-il à ses passagers la marche à suivre ? Le chirurgien à cœur ouvert demande-t-il aux parents du patient de guider sa main ? Non, évidemment, et personne ne s'en offusque. Tout simplement parce qu'il existe des spécialistes des différentes sciences et techniques et que personne ne leur nie une supériorité évidente : leur savoir-faire, leur compétence. Alors pourquoi faire voter des gens qui ne savent pas de quoi il s'agit ? Nous pouvons voter pour quelqu'un qui nous demande : « Voulez-vous que le Smic soit augmenté cette année de 10 % ? », car c'est une question concrète, mais voter pour un homme (ou une femme politique) qui nous dit qu'il (ou elle) va instaurer « la paix et la justice sociale » dans notre pays, non. Car cela ne veut rien dire. Il y a un autre aspect du problème que l'on voit rarement soulevé et que les adeptes du réel et des faits ne peuvent éluder : est-il normal que tous les Français se prononcent sur une question de choix politiques, ou ne faut-il pas plutôt la poser seulement à ceux qui sont concernés ? Et pourtant les sondages continuent à se dire représentatifs pour des raisons purement statistiques, donc quantitatives, mais, au mieux, ils restent représentatifs d'un échantillon non représentatif, tant que certaines questions sont posées à des gens qui ne sont pas concernés.

De nos jours, peu nombreuses sont les voix qui s'élèvent contre ce type de démocratie, la démocratie du quantitatif, qui met au même niveau les individus quels que soient leur niveau de compréhension, leur intelligence et leur probité. Et ceux qui le font sont automatiquement taxés de tous les maux de la terre : extrême-droite, discrimination, racisme, suffisance, etc. Comme si faire de la politique c'était seulement voter. Le vote se situe dans une position abstraite par rapport aux actions quotidiennes que l'on peut mener dans la cité et les actions politiques que l'on peut conduire pour changer notre monde. On peut avoir des opinions politiques au sens ancien de terme (comment gérer la cité) et ne pas voter, car on peut vouloir que les choses changent sans pour autant penser que cela doit être fait par des hommes et femmes politiques dont c'est malheureusement le métier. D'ailleurs, dans la réalité, notre société change en permanence grâce à de multiples initiatives individuelles, des hommes et des femmes qui se dévouent aux autres, qui défendent des idées nouvelles et des structures nouvelles pour soulager la misère et la pauvreté des autres ou simplement résoudre des problèmes de société réels que les institutions en place n'ont pu ou voulu résoudre.

Qui dit vote dit *majorité*. Mais on peut aller plus loin dans l'iconoclaste et se demander en vertu de quel principe la majorité aurait toujours raison et dire comme Nietzsche dans *Par-delà le bien et le mal* : « Il faut renoncer au mauvais goût de vouloir être d'accord avec le plus grand nombre[1]. » Pour certaines questions qui concernent le bien public, l'amélioration de la vie quotidienne, certes, il faut demander aux gens ce qu'ils en pensent car ils sont concernés ; on devrait même le faire systématiquement avant toute décision qui aurait une incidence sur notre vie quotidienne. Mais pour des

---

1. Nietzsche Friedrich, *Par-delà le bien et le mal,* 10/18 (1866).

questions demandant une certaine connaissance du sujet, une compétence ou une expertise, seule la démagogie pousse nos gouvernants à demander – ou à faire semblant de demander – aux citoyens ce qu'ils en pensent. Sur un très grand nombre de questions plus ou moins scientifiques, la majorité des citoyens croit à des âneries, ils pensent en termes de *pensée magique* et seraient de mauvais conseilleurs si on écoutait leurs avis. Cela est particulièrement vrai pour les questions médicales (ce qui est bon ou mauvais pour la santé), sur l'environnement (les centrales nucléaires, les OGM, etc.), autant de sujets sensibles sur lesquels on peut s'étonner de voir nos gouvernements donner raison à ceux qui protestent de façon purement émotive et non scientifique, sans aucune vérification de la véracité des faits.

En notre siècle qui vit dans l'opulence grâce aux progrès scientifiques des siècles derniers, il est toujours curieux de voir une partie de la population, au nom de fantômes abstraits, d'idées préconçues et généralisantes, tenter de nous faire revenir à l'âge des cavernes.

Mais les erreurs se suivent et se ressemblent. Non seulement nous vénérons le dieu Majorité, mais encore nous lui attribuons une valeur sémantique qu'il n'a pas : nous confondons *majorité* et *ensemble des gens*. Non ?

> *« Des phrases telles que : "La France a décidé que…" ou "Les Français ont décidé de…" sont délibérément contraires à la vérité lorsque telle ou telle décision a été prise à une majorité de 51 % des votants[1]. »*

---

1. Volkoff Vladimir, *op. cit.*

Pour dire, au soir d'une importante élection, « La France a choisi » ou « Le parti W a gagné » il faut une grande dose de légèreté quand on est un responsable politique qui vient de passer avec 51 % de voix. Comment des hommes et des femmes censés être au moins aussi intelligents que nous peuvent, en quelques mots, nous bombarder deux idioties fondamentales : faire de la France un être vivant (la France n'a jamais voté, ce sont les Français qui votent...) et s'arroger le droit de représenter les 49 % de gens qui ne voulaient pas d'eux.

L'État : gouvernement et opposition

Se focaliser sur les contenus des discours nous fait passer à côté des analyses de positions des différents protagonistes politiques. On ne peut par exemple analyser ce que disent les gens de l'opposition et ceux qui gouvernent sans tenir compte, justement, que les uns gouvernent et agissent pendant que les autres s'opposent, pensent et critiquent. Le contenu des discours dépend en partie du rôle que chaque partie doit jouer ou pense qu'elle doit jouer. Et dans notre beau pays, l'opposition pense que son rôle est de critiquer ce que fait le parti au pouvoir, plus ou moins systématiquement. Il s'agit bien d'un problème relationnel ou le rationnel n'a souvent qu'un rôle secondaire. On imagine mal que droite et gauche puissent gouverner ensemble, et les tentatives menées dans ce sens ont piètrement échoué.

En fait une analyse fine des langages fait apparaître que la droite et la gauche ont beaucoup de points communs quand elles sont dans la même position de gouvernement. Il y a ainsi beaucoup de ressemblances entre le langage de la gauche et celui de la droite quand elles sont au pouvoir, de même que lorsqu'elles sont dans l'opposition. Plus qu'un langage de droite et un langage de gauche, il y a le langage de ceux qui gouvernent et sont dans l'action, et le langage de ceux qui n'ont qu'un objectif à atteindre : s'opposer, être dans la critique, le jugement. Alors ils peuvent se permettre de proposer des solutions merveilleuses qu'ils s'empresseront d'oublier une fois au pouvoir.

Plus on monte dans les sphères dites importantes du pouvoir politique, plus le politiquement correct règne en maître. Nos gouvernants, et dans leur suite nos journalistes, véhiculent du politiquement correct jusqu'à en déborder, mais ils ne représentent nullement les opinions des peuples, de ceux qui s'entêtent à appeler un chat un chat, la France d'en bas comme l'a dit joliment un de nos ministres, la France couchée que l'on peut piétiner impunément probablement.

Les gouvernants ont inventé l'idée que nous sommes en démocratie, que la démocratie est le bien absolu, et que ceux qui s'aviseraient de ne pas approuver leurs réformes ne peuvent être que des antidémocrates. C'est ainsi qu'on se trouve devant des tours de passe-passe assez cocasses déjà évoqués : vous n'approuvez pas le traité européen, et bien ou vous allez voter et revoter jusqu'à ce que vous compreniez ce qu'il faut voter, ou vous ne voterez plus, laissez cela à ceux qui savent, c'est-à-dire nous. Car nous savons ce qui est bien pour vous, nous avons les mots pour vous en convaincre, même si nous ne sommes pas capables de les faire suivre d'actes concrets. Ce sont les mêmes discours que l'on trouve dans les pires tyrannies.

Les lois et la jurisprudence

La loi est à la jurisprudence ce que le mot chien est au chien. Presque toutes les lois possèdent une caractéristique qui les rend quasi inapplicables : elles sont générales, écrites pour tous, et en s'adressant à tout le monde elles ne font pas état des nombreux contextes possibles que cette loi concerne. Cela, on peut le comprendre, car pour chacune d'entre elles la réalité étant multiple et infiniment variée aucune loi ne peut prétendre y avoir pensé d'emblée. D'où la nécessité de mettre en place, progressivement, au fur et à mesure des procès ou des litiges, des accommodements à la loi, qui jouent finalement le même rôle que les exceptions d'une règle de grammaire.

Il s'agit là d'un exercice naturel de passage d'un niveau abstrait à un niveau plus concret que font depuis longtemps nos juges et avocats. Et l'expression *faire jurisprudence* signifie un peu changer la loi, en la précisant. La jurisprudence est une collection de cas concrets illustrant et parfois contredisant la loi générale.

Il serait intéressant de s'atteler au travail gigantesque consistant à suivre quelques centaines de lois à partir de leur promulgation et de voir comment elles ont évolué grâce à leur jurisprudence au fil du temps. Mais nos gouvernants n'aiment pas s'embarrasser au départ des nuances ; ils préfèrent créer des lois universelles et ensuite laisser les cas spéciaux apparaître. Ou non. Prenons pour exemple la loi interdisant aux gens de fumer dans les bistrots. Elle est valable partout, dans tous les cas. L'idée de laisser les cafetiers libres d'être des lieux fumeurs ou non, l'idée de faire des exceptions quand le café est le seul endroit animé du village, ou simplement de laisser les choses comme avant en parquant les fumeurs au fond de la salle ne leur est même pas venue à l'esprit ou a été repoussée au nom de principes abstraits : l'idée que le tabac nuit gravement à la santé, ce qui n'est pas complètement prouvé. Ou l'idée qu'il coûte cher à la communauté, toutefois bien moins qu'il ne lui rapporte. Juste une précision pour le lecteur : je suis non-fumeur.

L'économie et la crise

Disons-le tout de suite et sans honte : nous n'avons aucune compétence en matière d'économie et les problèmes boursiers nous sont une langue étrangère. Quand je vois à la télé les gens s'affairer autour de grands tableaux dans ce qu'on appelle une bourse, je m'étonne et regarde cela comme on regarde une émission relatant les mœurs d'Indiens d'Amazonie ou des animaux dans les réserves africaines. Les histoires de CAC 40, de fluctuations, de traders, etc., me laissent pantois. Je les perçois comme des pseudo-réalités tout à fait abstraites, tout en reconnaissant que ces chiffres abscons interviennent douloureusement dans nos vies, au niveau du plus concret : le portefeuille. Quand nos économies fondent, que les banques refusent les crédits, etc., nous sommes clairement dans le concret.

Toutefois, à y regarder de plus près, l'Économie (avec un E majuscule) n'est pas autre chose qu'une réalité virtuelle créée par des hommes. La bourse n'existerait pas sans les boursicoteurs, les banques et tous ceux qui s'enrichissent en passant des ordres sur le Net.

L'économie est une des multiples façons d'appréhender le monde, mais elle n'existerait pas en dehors des actions concrètes des hommes. On nous parle de lois d'économie, mais existent-elles ? Ne sont-elles pas des inventions des économistes qui veulent garder au chaud leur petit carré d'or ?

Et devant ces événements que l'on nous dépeint comme des crises, force est de constater que tous les hommes ne sont pas également responsables. L'immense majorité d'entre nous a parfaitement conscience de n'y être pour rien et d'être seulement contraint de subir les lois de l'économie ou probablement plutôt la loi des nantis. Ce n'est peut-être pas exact, mais s'il y a des crises, à condition de s'entendre sur le mot, il faut bien désigner des responsables.

En fait, il y a bien des responsables, mais ceux-ci sont à l'abri de toutes représailles, cachés au cœur même du système. Et pourtant, si la crise et les soucis d'argent d'un grand nombre de nos contemporains sont dus aux agissements d'une petite bande de voyous aux costumes griffés, il faudra bien, tôt ou tard, intervenir et agir pour diminuer l'importance de ces gens-là.

C'est un domaine où le bon sens du langage concret aura le plus de mal à pénétrer, je le crains. Mais c'est une question que tous les hommes intelligents devraient aborder pour trouver des solutions s'il y en a : comment faire pour évincer ce capitalisme-là de nos sociétés ?

Un exemple d'analyse de discours

Nous allons analyser un court discours, celui prononcé par Martine Aubry lors de l'annonce de sa candidature aux élections présidentielles le 28 juin 2011 dans une déclaration aux Français faite devant la Gare Saint-Sauveur de Lille, texte reproduit sur son site www.martineaubry.fr. Mais avant de traiter ce sujet, une précision afin d'éviter les critiques des lecteurs. Les adeptes du réel ne sont d'aucun parti, car pour eux, tous les partis ont le même défaut : chercher à nous berner avec des mots, des grandes idées générales et peu d'actes en accord avec ces idées. Les commentaires qui vont accompagner l'analyse du discours de Martine Aubry ne constituent ainsi pas une critique de la personne, ni de ses idées ni de son parti, mais la simple application de notre grille de lecture basée sur l'axe abstrait-concret.

Tous les analystes sérieux du langage des politiques ont remarqué que les gens de gauche avaient un langage plus abstrait que ceux de droite. On peut expliquer cela par au moins deux raisons. La première est que la gauche a intégré un corpus d'idées généreuses de solidarité, de fraternité et autres concepts moraux, appartenant jadis au seul christianisme, alors que la droite est plus orientée vers l'action. La seconde raison, qui découle de la première, est que la droite a gouverné très longtemps alors que la gauche a surtout été dans l'opposition, et qu'au gouvernement on agit, alors que dans l'opposition on réfléchit. Comme me l'avait dit il y a longtemps un de mes grands amis, socialiste de la première heure, « C'est parce que, nous autres, nous sommes meilleurs dans l'opposition ». D'ailleurs, on a remarqué que le langage des gens de gauche quand ils furent au pouvoir est rapidement devenu plus concret, plus direct et de plus en plus différent de ce qu'il était avant d'arriver au pouvoir, bref un vrai discours de droite.

Le discours de Martine Aubry

Dans ce discours, vous trouverez trois types de mots ou d'expressions :

- des éléments très abstraits, très généraux et très éloignés d'une quelconque réalité admise par tous. Ce sont les éléments carte. Pour les reconnaître nous avons noté Cg (pour « carte générale ») dans le corps du texte, juste après la partie codée ;
- à l'autre extrémité des éléments concrets, exprimant des actions, des faits ou événements, etc., que nous avons noté T, comme « territoire » ;

- et pour tous les éléments de langage qui ne sont ni Cg ni T, nous avons noté Cd, ce qui signifie « carte détaillée ».

Dans moins d'un an a lieu l'élection présidentielle (T). La France (Cg) a rendez-vous avec la démocratie (Cg), c'est-à-dire avec elle-même (Cg).

Notre pays subit de grands désordres (Cg), désordre économique (Cd), désordre budgétaire (Cd), désordre social (Cd), qui entraînent d'autres désordres dans les vies comme dans les lieux de vie. Un pouvoir enfermé dans ses certitudes, a touché à tout sans rien régler.

Je le dis : on ne peut pas innover, créer, soigner, éduquer, et soumettre ces nécessités vitales aux seules lois du marché (Cd).

On ne peut pas critiquer le pouvoir financier, tout en le laissant continuer ses pratiques détestables (Cd). On ne peut pas protéger les Français en imposant les recettes libérales qui les fragilisent (Cd).

On ne gouverne pas en opposant les jeunes aux plus âgés (Cd), les travailleurs aux chômeurs (Cd), les Français aux étrangers (Cd). On ne préside pas la France sans porter haut ses valeurs et son identité, qui ont fait l'admiration du monde. Derrière l'apparence de l'énergie, trop souvent confondue avec l'agitation (Cd), ce pouvoir a surtout une réalité : une politique injuste exclusivement menée au profit des privilégiés (Cd).

Il est temps, il est grand temps que cela change vraiment (Cg).

Je veux rendre à la France sa force (Cg), sa sérénité (Cg), son unité (Cg).

Je veux redonner à chacun le goût de l'avenir et l'envie d'un destin en commun (Cg).

Aussi, j'ai décidé de proposer ma candidature à l'élection présidentielle (T).

Oui, la France connaît des heures difficiles (Cd). Mais je suis résolue à me battre de toutes mes forces pour lui redonner avec vous un avenir (Cd). Il n'est pas de plus beau combat, il n'est pas de mission plus noble.

J'ai la conviction que face aux multiples défis de notre monde (Cd), une vision claire, une action cohérente (Cd) et un langage de vérité permettront de recréer de la confiance, de redresser notre pays et de le rassembler dans la justice (Cg). La peur (Cd), le repli sur soi (Cd) et le défaitisme (Cd) : ce n'est pas la France !

– Je vous le dis ici dans ma ville de Lille (T), capitale d'une grande région industrielle où rien n'a jamais été donné (Cd), où tout a été conquis par le courage des femmes et des hommes (Cd). Lille, terre d'hospitalité pour ceux venus d'ailleurs, qui contribuent aujourd'hui à notre prospérité. Lille, que j'aime tant (T), qui m'a tant donné et qui m'a tant appris.

– Je vous le dis en m'appuyant sur ce que j'ai de plus cher, les valeurs transmises par ma famille (Cd) : la morale (Cg), le sens de la justice (Cg) et le goût des autres (Cd). Je puise ma force dans mes convictions de toujours (Cd), celles de la République (Cg) et celles de la gauche (Cg). Pour moi, la liberté (Cg) rime avec l'égalité (Cg), pour donner à chacune et chacun les moyens de construire sa vie (Cd). Pour moi, seule la fraternité (Cg) permet une société apaisée (Cd) où chacun donne le meilleur de lui-même aux autres (Cd). Pour moi, la laïcité (Cg) est une valeur inestimable (Cg) que nous devons protéger précieusement (Cd).

– Je le dis aussi après trois années de travail à la tête du Parti socialiste (T), confiante dans le grand projet du changement (Cg) que nous avons préparé tous ensemble (Cd) pour répondre à vos attentes et aux besoins du pays. J'ai vu, j'ai entendu, j'ai écouté, j'ai échangé avec beaucoup d'entre vous (Cd).

Les difficultés et même la colère sont là (Cd), mais le désir d'agir pour que notre pays retrouve un sens (Cg) est puissant. Nul n'ignore la situation réelle de la France et la dureté de la crise (Cd). Nous aurons des efforts à réaliser, mais je m'y engage, ils seront justement répartis (Cd). On ne peut pas demander toujours plus à ceux qui ont peu et donner à ceux qui ont déjà tout (Cd). Tout ne sera évidemment pas possible tout de suite (Cd), mais nous reprendrons ensemble le chemin du progrès (Cg).

– Je m'adresse à vous aujourd'hui (T) pour vous dire que je veux relever le défi d'une France innovante (Cg), compétitive (Cg) et écologique (Cg).

Nous avons des ressources puissantes pour être dans le peloton de tête des nations (Cd). Nos ouvriers, nos employés, nos cadres, nos agriculteurs, nos entreprises, nos chercheurs, nos artistes, nos créateurs débordent de compétences, d'imagination et d'initiatives (Cd). Nos jeunes sont énergiques et créatifs (Cd). Il faut leur faire confiance et leur donner les moyens de leur autonomie (Cd).

Nous avons tous les atouts pour réussir dans la compétition mondiale (Cd) en bâtissant, dans une France conquérante (Cg), un nouveau modèle économique, social et écologique (Cg), qui donnera à la France une génération d'avance.

– Je veux aussi restaurer la justice (Cg) associée à la promesse républicaine (Cg).

Les Français doivent pouvoir vivre de leur travail, avec des emplois qui valorisent et permettent de progresser (Cd). Les jeunes doivent pouvoir faire des projets de vie et de travail. Les parents doivent pouvoir éduquer et protéger leurs enfants (Cd).

Chacun doit avoir accès aux soins et à un logement digne. Nos anciens ont droit à une retraite décente et à une prise en charge de la perte d'autonomie par la solidarité nationale. La sécurité qui est un droit essentiel (Cg), doit être assurée (Cd) : le gouvernement utilise l'insécurité pour faire peur, moi je veux la combattre (Cd). Nous nous appuierons sur des services publics rénovés, attentifs à chacun, et sur une fiscalité juste (Cd).

Je vous promets de nouvelles conquêtes (Cg). L'égalité des droits pour tous (Cg), et d'abord entre les femmes et les hommes (Cd), doit enfin devenir une réalité. La culture doit être mise en avant pour nous inspirer, nous faire grandir et nous réunir (Cg).

– Je veux enfin que notre pays retrouve toute sa voix dans le monde (Cd).

La France ! Notre France, avec une diplomatie et une défense respectées (Cd), doit œuvrer pour la paix (Cg), la démocratie (Cg) et la prospérité du monde (Cg) !

Et aussi pour l'Europe ! Vous le savez bien, l'Europe est pour moi un combat de toujours. Mais je veux une nouvelle Europe, une Europe qui produit et qui protège, une Europe qui fait respecter de nouvelles règles dans le commerce international, une Europe forte et en même temps solidaire (Cg).

Redonner à la France son poids et sa voix (Cd), rassembler dans la justice (Cg), tout cela sera possible grâce à un vrai souffle démocratique (Cg) : une présidente qui préside (Cd), un gouvernement qui gouverne (Cd), un parlement renforcé et respecté (Cd), l'indépendance de la justice et des médias assurée (Cd), des syndicats et des associations au cœur du changement (Cd), une nouvelle décentralisation réelle et démocratique (Cd). Il faut oser la démocratie jusqu'au bout (Cg), comme nous le faisons avec nos primaires citoyennes !

Mes chers compatriotes de la métropole et des Outremers,

Nous rêvons d'un véritable changement au profit de tous (Cg), un changement où les mots se transforment en actes (Cd).

Je suis enthousiaste à l'idée d'aller à votre rencontre (T).

Je veux plus que tout rassembler, rassembler aujourd'hui les femmes et les hommes de gauche (Cd), les écologistes et les humanistes (Cd), pour que demain en 2012 nous puissions rassembler les Français et la nation tout entière (Cg).

Avec votre soutien, avec votre confiance, je prends aujourd'hui devant vous l'engagement (T) de la victoire en 2012 (Cd).

Vive la République !

Vive la France !

Nous avons donc dans ce court texte les résultats suivants :

Nature	Nombre	%
Cg	42	40
Cd	57	53
T	8	7
Total	107	–

Voici l'occasion de revoir par un exemple les fondamentaux de notre thèse centrale. Martine Aubry vient donc d'annoncer sa candidature aux primaires du Parti socialiste, ou plutôt à la présidence de la République en un discours très court de douze minutes.

Il est une façon classique d'apprécier ce que nous disent les hommes et femmes politiques, ainsi que n'importe qui d'ailleurs : juger ce qu'ils disent, interpréter et réagir en fonction de nos propres opinions. C'est ce que nous faisons tous. Mais nous pouvons aussi pratiquer autrement en analysant ce qui est dit et comment cela est dit. L'analyse est plus objective qu'une simple lecture, sans l'être tout à fait. Le principal critère auquel il faut prendre garde est le degré d'abstraction d'un discours : plus il est abstrait, moins il signifie, et plus il prend des sens différents selon qui l'écoute, donc plus il risque d'être manipulateur.

Notre critère numéro 1 est simple : chaque fois que l'on utilise un mot, ou une expression qui ne correspond pas à une chose précise, et concrète, il faut se méfier. La manipulation n'est pas loin. Qu'en est-il du petit discours de Martine Aubry ?

Sur le plan statistique il comprend 1 158 mots regroupés en 443 termes différents. Chaque terme est donc prononcé en moyenne de 2,6 fois. Sur ces 443 termes, 319 ne sont dits qu'une seule fois. C'est un discours clair : en termes techniques on dit qu'il est *redondant*. Ces premiers comptages quantitatifs peuvent faire penser à un langage clair et compréhensible par tout un chacun.

Tentons une analyse relationnelle rapide. D'abord sur le plan purement relationnel le discours ne peut prêter à confusion : il s'agit bien d'une personne qui s'adresse à un auditoire plus ou moins conquis. Voici les termes le plus souvent prononcés :

- je (19) + veux (8) + moi (5) + dis (4) + suis(2) = 38 ;
- nous (14) + notre (7) + nos (11) + avons (3) = 35 ;
- France 14 ;
- vous (11) + votre (3) = 14.

La quasi-totalité du discours tourne autour de ces quatre groupes de termes. Le discours possède une bonne qualité relationnelle bien qu'il soit assez fortement égocentrique. Les partenaires de la relation au moment du discours sont bien nommés. Mais qu'en est-il sur le plan du contenu ? En bref de quoi parle-t-elle ? Je vous invite à un petit voyage dans le monde de l'abstrait.

Après un départ clair et concret – « Dans moins d'un an a lieu l'élection présidentielle » –, très vite cela se gâte : « La France a rendez-vous avec la démocratie, c'est-à-dire avec elle-même. » La *France* ça n'existe pas en soi, en tout cas pas sans les Français. Mais même si l'oratrice avait dit « les Français » à la place de « la France », le langage en serait resté encore trop abstrait. Quand on dit « les Français » on suppose qu'il est possible d'attribuer à TOUS les Français des opinions, pensées, caractéristiques intellectuelles ou de personnalité, valides pour tous ; ce qui ne correspond à aucune réalité. Quant à la « démocratie », c'est aussi abstrait. De quelle démocratie s'agit-il ? N'y a-t-il qu'une façon d'envisager une démocratie ? En admettant même que nous soyons tous d'accord sur le bien-fondé du mot démocratie, serions-nous pour autant d'accord sur les formes multiples que peut prendre une authentique démocratie ? *Le mot n'est pas la chose.*

Lorsque nous disons la France pour parler des Français, il s'agit d'une figure de rhétorique bien connue qui personnalise une abstraction pour ensuite lui attribuer tous les attributs et les traits de caractère des individus. Et quand nous disons démocratie, nous pratiquons une généralisation abusive. Ce sont ces méthodes qui sont le régal des hommes et des femmes politiques. Le langage abstrait nous fait croire que les concepts ainsi évoqués sont des objets, des choses, des réalités comme le sont la table sur laquelle je mange ou le lit dans lequel je me couche. Dès lors il n'y a plus de limites à l'élucubration. Puisque la France et la démocratie existent rien n'empêche de les faire se rencontrer.

Le discours commence ainsi : « La France a rendez-vous avec la démocratie, c'est-à-dire avec elle-même. » Poétique, n'est-il pas ? Ce genre de discours est purement allégorique, et très éloigné des actions concrètes que l'on attend d'un professionnel de la politique. C'est ainsi que dans les discours politiques (mais pas seulement), souvent, très souvent, *le mot chien mord.* Et la suite du texte montre qu'il aime ça : il va mordre à toutes les phrases. Un texte est composé de mots et d'expressions, lesquels sont ensuite agencés en phrases. La phrase est l'unité la plus significative de tout texte.

Quand nous disons que le mot *chien* ne mord pas, nous voulons dire qu'il ne faut jamais confondre le mot et la chose qu'il désigne. Nos habitudes culturelles nous ont forgé une façon de comprendre notre monde très « carte » : nous parlons de ce qui nous entoure, les amis, les relations en général, les animaux et les choses, etc., en termes assez abstraits. Nous parlons et définissons tout ce qui nous arrive en termes d'opinions, de concepts, de jugements, etc. Notre vie intellectuelle est peuplée de généralités. Pour un homme ou une femme politique, parler en termes généraux possède un avantage considérable : compte tenu que les expressions abstraites telles que justice sociale peuvent prendre une multitude de sens différents, chaque personne les perçoit différemment et l'orateur peut toujours dire : « Ce n'est pas ça que j'ai voulu dire. » Plus un mot peut prendre des sens différents, moins il signifie concrètement. En politique, le langage abstrait peut ainsi prendre l'allure d'une langue de bois ou de coton, bref c'est la porte ouverte à toutes les manipulations.

Examinons, phrase à phrase, le degré de généralité du discours. Voici notre codage ; il n'a aucune prétention à représenter la réalité, on peut coder légèrement différemment selon notre compréhension de ce qui a été dit. Voici quelques extraits particulièrement abstraits :

• « Je veux rendre à la France sa force, sa sérénité, son unité » ;

- « J'ai la conviction que face aux multiples défis de notre monde, une vision claire, une action cohérente et un langage de vérité permettront de recréer de la confiance, de redresser notre pays et de le rassembler dans la justice. La peur, le repli sur soi et le défaitisme : ce n'est pas la France ! » ;

- « Je vous le dis en m'appuyant sur ce que j'ai de plus cher, les valeurs transmises par ma famille : la morale, le sens de la justice et le goût des autres. Je puise ma force dans mes convictions de toujours, celles de la République et celles de la gauche. Pour moi, la liberté rime avec l'égalité, pour donner à chacune et chacun les moyens de construire sa vie. Pour moi, seule la fraternité permet une société apaisée où chacun donne le meilleur de lui-même aux autres » ;

- « Je m'adresse à vous aujourd'hui pour vous dire que je veux relever le défi d'une France innovante, compétitive et écologique » ;

- « Je veux aussi restaurer la justice associée à la promesse républicaine » ;

- « Redonner à la France son poids et sa voix, rassembler dans la justice, tout cela sera possible grâce à un vrai souffle démocratique » ;

- « Nous rêvons d'un véritable changement au profit de tous, un changement où les mots se transforment en actes » ;

- « Je veux plus que tout rassembler, rassembler aujourd'hui les femmes et les hommes de gauche, les écologistes et les humanistes, pour que demain en 2012 nous puissions rassembler les Français et la nation tout entière ».

Bien sûr, on peut juger et se prononcer sur ce dit l'oratrice ou ce sur ce qu'on croit qu'elle a dit, mais mon propos n'est pas celui-là : je ne dénonce pas le texte mais son fort degré d'abstraction, qui en fait un texte qui finalement ne dit rien, à part qu'elle se présente. Cet exemple illustrant mon intention dans ce livre : le langage abstrait qu'on peut appeler *langue de coton*, *langue de bois,* ou simplement *pensée magique,* est très pratique pour mystifier et manipuler les peuples ; c'est pourquoi il est l'apanage de tous les hommes et femmes politiques, quelles que soient les idées qu'ils disent défendre.

Mais à des degrés divers toutefois. Tous les experts en sémantique et dans l'art d'analyser le langage politique sont unanimes : le langage des gens de gauche (encore un mot abstrait) est plus abstrait que celui des gens de droite. Car celui qui navigue n'est pas celui qui écrit des livres sur la navigation. Nous avions déjà calculé, dans les analyses sémantiques faites pendant la campagne présidentielle de 2007, que le langage de Ségolène Royal était sensiblement plus abstrait que celui de Nicolas Sarkozy. De même que nous savons depuis toujours que le langage du Front national est le plus concret de tous les langages des partis politiques. C'est à cela qu'il doit une partie de son succès.

En conclusion provisoire à ces quelques réflexions, nous poserons deux questions simples :

- Pouvons-nous voter pour des abstractions et pour des gens qui vivent dans l'abstrait et la généralité ?
- Pour combien de Français des expressions telles que « justice sociale » ont un sens précis ?

74

Question subsidiaire : un politicien ne pourrait-il pas apprendre à parler le langage du réel ? En tout cas, s'il désire manipuler les autres, ce n'est pas son intérêt. Il est normal que dans le cadre d'un discours politique, qui par nature est général, surtout s'il s'agit d'un discours d'intention, nous ne trouvions que 7 % de langage concret. Les seuls éléments que nous codons T sont ceux où l'oratrice s'exprime en son nom et évoque des faits ou des lieux (Lille par exemple) précis. Il est aussi inévitable de trouver beaucoup de Cd dans tous les discours ; on s'attend seulement à les trouver précisés en éléments plus près du T : des exemples, des cas précis, etc. Mais ici, clairement, nous avons un langage abstrait, langage qui, selon nos principes et notre grille de lecture, ne veut tout simplement rien dire.

Les grands maux des grands mots

Avec ce chapitre, nous aborderons l'étude de quelques mots qui constituent ce que nous avons appelé *l'antidictionnaire,* ou dictionnaire des mots qui ne veulent rien dire. Entendons-nous bien : ces mots tels que liberté, bonheur, justice, etc., ne veulent rien dire parce que et uniquement parce qu'ils ont autant de significations que de personnes et de situations. Or, en sémantique, nous savons que lorsqu'un mot peut être employé de multiples façons, son sens est dilué et il devient dangereux de l'utiliser pour communiquer avec nos semblables. Ce que tout le monde continue à faire malgré tout.

La thèse ici est qu'il ne faut pas les jeter à la poubelle tout de suite, mais peut-être jouer à un nouveau jeu consistant à en préciser les différents sens possibles, pour ensuite en faire des mots susceptibles de véhiculer des idées plus concrètes et précises. Ce que nous critiquons dans ce livre n'est pas la présence de ces mots qui ne veulent rien dire, mais le fait que personne ne lutte contre la croyance dangereuse qu'ils ont un sens précis et un seul. Avec ces mots nous pensons flou, nous voyons le monde au travers d'une brume grisâtre, et n'avons même pas l'idée d'acheter les bonnes lunettes.

Pour faire court, et pour chacun de ces mots, nous allons jouer à un jeu simple : partir des définitions de nos deux dictionnaires les plus courants : le Larousse et le Robert. Tout en sachant qu'une définition est un concept abstrait car le sens d'un mot est donné par son utilisation et non pas par sa définition, comme on le sait en sémantique depuis de Saussure et Wittgenstein au moins. Où l'on retrouve le rapport abstrait/concret dans l'opposition définition/utilisation.

Liberté

C'est l'un des trois mots inscrits au fronton de nos mairies, alors il doit être important. Le Larousse nous donne quelques définitions et nous retiendrons la définition générale suivante : « Possibilité d'agir, de penser, de s'exprimer selon ses propres choix. Pouvoir sans aucune surveillance ni contrôle faire telle chose, agir de telle manière. » Puis nous trouvons des compléments au mot liberté : liberté naturelle, liberté individuelle, liberté de conscience, liberté de réunion, liberté syndicale, etc.

Le Robert a une autre façon de présenter les définitions, globalement plus détaillée : il les décompose en catégories. Pour liberté nous avons le sens étroit, (« Je suis libre car personne ne m'asservit »), le sens large (« Possibilité, pouvoir d'agir sans contrainte »), le sens politique et social (« Pouvoir d'agir, au sein d'une société organisée, selon sa propre détermination, dans la limite des règles définies »), et enfin la catégorie philosophie/psychologie dans laquelle la liberté est définie comme le libre arbitre. Tout cela sur plus d'une page avec beaucoup d'exemples, ce qui est la marque du Petit Robert.

« Ô liberté, que de crimes on commet en ton nom » auraient été les dernières paroles de Madame Roland. La liberté est l'un des grands favoris des sujets du bac philo, comme tous les autres mots de l'antidictionnaire d'ailleurs. Pour nous, les questions du type « Sommes-nous libres ? » sont des non-questions, car pour poser une question il faut au moins un sujet. On ne peut donc leur apporter que des non-réponses, et la bonne dissertation pourrait souvent se résumer à ces quelques mots : cela ne veut rien dire, c'est juste du bruit avec la bouche ou des mots sur une feuille de papier. Mais le pauvre étudiant serait alors recalé !

Maintenant si nous traitons de la liberté dans des contextes précis, ce sera plus facile. Nous trouverons tout de suite une vérité du réel : à partir du moment où nous vivons en société avec un grand nombre de personnes de notre entourage proches ou éloignées, à partir du moment où la société a « pondu » quelques milliers de lois, nous ne sommes pas libres de façon générale. Notre liberté est relative et possède des limites, des murs, des barrières, des frontières, etc. Nous pouvons dire : « Je suis libre de faire ceci ou cela » et pour faire le tour de notre liberté il faudrait trouver tous les *ceci et cela* en question. Ce serait en effet un exercice salutaire qui nous permettrait de remplacer définitivement le mot liberté utilisé seul sans complément et sans restrictions par un grand nombre de contextes de liberté, de semi-liberté et de contrainte absolue : « *Tant qu'on parle de la liberté au singulier et sans y ajouter de compléments de noms, on reste vague et correct*[1]. »

On pourrait ainsi créer un baromètre de la liberté et ensuite, en reportant ce baromètre aux différentes époques, on pourrait mesurer l'avancée de la dictature démocratique au fil du temps et de la promulgation de nos lois liberticides. J'ai déjà eu l'occasion dans un précédent livre de dénoncer l'imbécillité de l'expression, devenue proverbiale, « La liberté des uns s'arrête là où commence celle des autres ». Car cette phrase suppose que chaque personne est un îlot isolé et que la société est composée d'îlots juxtaposés, alors que, dans la réalité, nous vivons sur le même terrain, en relation permanente les uns avec les autres. Ma liberté n'est pas comme ma propriété : il n'y a pas de grillage séparateur.

On trouve dans la Déclaration des droits de l'homme les phrases suivantes :

> « *La liberté consiste à pouvoir faire tout ce qui ne nuit pas à autrui : ainsi l'exercice des droits naturels de chaque homme n'a de bornes que celles qui assurent aux autres Membres de la Société, la jouissance de ces mêmes droits. Ces bornes ne peuvent être déterminées que par la Loi* » (article 4 du texte de 1789).

> « *L'individu a des devoirs envers la communauté dans laquelle seul le libre et plein développement de sa personnalité est possible. Dans l'exercice de ses droits et dans la jouissance de ses libertés, chacun n'est soumis qu'aux limi-*

---

1. Volkoff Vladimir, *Pourquoi je suis moyennement démocrate*, Éditions du Rocher, 2002.

tations établies par la loi exclusivement en vue d'assurer la reconnaissance et le respect des droits et libertés d'autrui » (article 29 du texte de 1948).

Alors qu'en est-il si je veux faire la sieste pendant que mon fils veut jouer de la trompette ? Si je l'empêche de faire du bruit pendant que je dors, j'empiète sur sa liberté, et s'il n'en tient pas compte, il empiète sur la mienne. Il n'est pas possible de respecter cette loi tant qu'on lui laisse son caractère général et donc abstrait. Comme toutes les lois, la jurisprudence et la coutume, plus concrètes, viennent à notre secours, lesquelles disent que toutes les relations ne sont pas symétriques et égalitaires et que, peut-être, le sommeil du père est plus important que la trompette du fils, quoique cette jurisprudence-là soit de plus en plus contestée. Fort heureusement, souvent, les humains sont moins idiots que les textes de leurs lois, et ils s'arrangent entre eux sans problème ; par exemple mon fils aura le doit de jouer de la trompette, sauf à tel ou tel moment de la vie des autres membres de la famille ou des voisins. Et tout le monde est (ou devrait être) content.

Bref, le mot liberté n'est qu'un mot et rien d'autre. Dire que nous sommes dans un pays libre n'a aucun sens si on ne précise pas quand, où, avec qui, pour faire quoi, etc.

Bonheur

Le bonheur peut être individuel ou commun. Comment faire le bonheur d'une personne et peut-on faire le bonheur d'une société ? Que disent nos deux amis les dicos ? Le Petit Robert dit « État de la conscience pleinement satisfaite », ce qui pose tout de suite un autre problème : la conscience c'est quoi ? Il donne comme synonymes : béatitude, félicité, bien-être. Le Larousse à son tour nous dit : « État de complète satisfaction, de plénitude. »

Pour reprendre l'exemple de la Déclaration des droits de l'homme, le mot bonheur n'est présent qu'une seule fois dans le préambule de celle dc 1789 ; il a disparu du texte de 1948. Intéressant, non ?

Il a été écrit sur le bonheur des tonnes de livres avec des approches très différentes selon que le bonheur était abordé sous l'angle psychologique, sociologique, religieux, à titre personnel ou communautaire, etc. Mais le bonheur n'est rien d'autre qu'un mot lui aussi ; plus on s'en approche, plus il fuit, toujours plus loin, à l'horizon de nos élucubrations. Il semble plus difficile à observer et à attraper qu'une anguille. C'est, et encore plus que les autres mots de l'antidictionnaire, affaire de définitions et d'expériences personnelles. Les textes du philosophe Alain, avec ses *Propos sur le bonheur,* nous en donnent une vague idée, et les grands textes traditionnels orientaux aussi… Montherlant en faisait une notion très féminine et beaucoup de soi-disant experts et spécialistes pensent que le bonheur ne peut être que fugace et éphémère ; il passe et rien ne peut l'arrêter.

Il serait toutefois intéressant d'aborder les définitions de ce terme en étudiant comment il est utilisé dans certaines sociétés, et surtout comment un grand nombre de civilisations s'en sont toujours passé et s'en passent encore.

Le bonheur peut-il faire notre bonheur ? Ce qui est sûr, c'est que le mot bonheur ne nous rend pas spécialement heureux.

Justice, justice sociale

Voici l'une des grandes utopies de nos politiques modernes et une vedette de l'antidictionnaire avec sa nombreuse famille : l'égalité, la liberté, etc. Le Larousse nous dit : « Principe moral qui exige le respect du droit et de l'équité », définition on ne peut plus abstraite qui nous obligera à aller vite voir les définitions des termes moral, respect, droit et équité. Et elle en rajoute une couche (je dis « elle » parce que je pense toujours au Larousse au féminin et au Robert au masculin !) : « Vertu, qualité orale qui consiste à être juste, à respecter les droits d'autrui. » Donc la justice c'est être juste ! Comment pourrait-on définir cela sur le plan de la rhétorique ? Comme un truisme, une tautologie, un linguiste qui se mord la queue ?

Allons voir le Petit Robert : « Juste appréciation, reconnaissance et respect des droits et du mérite de chacun. » Avec comme synonymes : droiture, équité, impartialité, intégrité, probité, et des exemples. C'est une définition certainement plus concrète. Quand nous définissons un mot abstrait par d'autres mots abstraits, c'est comme si nous ne définissions rien ; c'est une façon de renvoyer la balle aux mots de la définition : allez, débrouillez-vous ! C'est souvent ce que fait le Larousse. Par exemple, les définitions du style « Râteau : instrument permettant de ratisser », et « Ratisser : se servir d'un râteau ». C'est un jeu qui est un vrai régal pour le sémanticien et le pratiquant du langage du réel de prendre une définition d'un mot abstrait et de remplacer chaque mot de cette définition par sa propre définition et ainsi de suite, jusqu'à obtenir un galimatias incompréhensible, mais surtout une phrase qui s'affirme elle-même.

Essayez avec : « Principe moral qui exige le respect du droit et de l'équité. »

Mais le mot justice, et surtout justice sociale (comme si la justice pouvait s'exercer en dehors de la société), est grandement utilisé par nos politiques, surtout ceux de gauche mais pas seulement. C'est un non-sens au niveau du concret car toute action politique quelle qu'elle soit sera perçue comme juste par une partie de la population et injuste par d'autres. C'est inévitable. Et ici comme ailleurs on trouvera autant de définitions que de personnes, ou du moins que de blocs de pensée. D'ailleurs, souvent, la justice et la justice sociale se définiront par l'absence d'injustice. Pour les gens de gauche, la justice sociale serait que les salariés puissent profiter du fruit de leur travail, pas seulement avec de meilleurs salaires et un nombre d'heures de travail le plus réduit possible, mais par une juste redistribution de la richesse qu'ils dégagent pour leur entreprise et pour la société tout entière ; la justice serait de diminuer les écarts de revenus entre les plus riches et les plus pauvres, etc. Pour les gens de droite, la justice serait de reconnaître l'importance de ceux qui génèrent la richesse d'un pays, les patrons, professions libérales, artisans, et d'une certaine façon, bien que ce ne soit dit qu'entre les lignes avec une encre sympathique, ce serait reconnaître l'inégalité entre les personnes, ce serait décider de lois tendant à éliminer les poids morts, à être sévère envers les criminels…

Le mot fétiche de la droite est liberté et celui de la gauche égalité. Quant au mot fraternité, dont on ne sait pas bien d'où il sort, il repassera ses examens : on ne le trouve plus nulle part, sauf dans les églises.

À noter que le mot justice n'est dit qu'une fois dans la Déclaration des droits de l'homme de 1948 et le mot juste une fois dans chacune des deux déclarations. Ce ne sont finalement pas des mots de première importance dans nos textes fondateurs. Que penserions-nous si la Bible ne contenait pas le mot Dieu ? On notera toutefois que pour cette notion, les discours de nos politiques semblent faire un effort vers un langage plus concret : ils savent définir la justice sociale, telle qu'ils l'entendent d'une façon qui s'approche du concret. Et on comprend d'autant mieux ce qu'ils veulent dire qu'on les a déjà vus à l'œuvre.

Pour conclure, il y aurait beaucoup de travail pour mieux définir les différentes conceptions possibles de la justice, mais nous savons déjà que le résultat final sera catégorique : la justice n'existe pas, ce n'est qu'un mot. Et encore, nous avons mis en avant la justice sociale, il faudrait aussi étudier la justice au sein de nos relations familiales et amicales, quand nos enfants, en recevant des parts de gâteaux inégales, nous crient : « C'est pas juste ! » C'est le cri de ralliement de ceux qui s'estiment lésés.

D'où la grande difficulté de faire de la politique et de vouloir diriger un pays. Cet état de choses oblige les dirigeants à pratiquer la politique de la balance en louvoyant en permanence des uns aux autres, pour donner l'impression illusoire de ne vouloir avantager personne, ce qui finit souvent par mécontenter tout le monde. D'où aussi leur incapacité à prendre des décisions impopulaires.

Égalité

Fortement lié à la notion de démocratie, le concept d'égalité peut apparaître complètement inégalitaire si l'on pense que la démocratie que nous vivons est en fait une dictature de la pensée unique. Regardons nos amis les dictionnaires.

Le Larousse : « Rapport entre individus, citoyens égaux en droits, et soumis aux mêmes obligations. » Décidément le Larousse aime bien définir les mots avec eux-mêmes. Le Robert : « Le fait pour les humains d'être égaux devant la loi, de jouir des mêmes droits. » Bon, mauvais point au Robert, qui fait la même chose que sa copine Larousse. Nous sommes contents d'avoir appris une donnée fondamentale : que l'égalité est le fait d'être égaux.

Une chose étonnante : on ne trouve pas le mot égalité dans la Déclaration des droits de l'homme de 1789 et on le trouve cinq fois seulement dans la déclaration de 1948. Pourtant ce mot figure dans la devise de la nation depuis 1789 ! Ceci dit, le mot de fraternité, parent pauvre parmi les trois idéaux de 1789, n'apparaît pas non plus dans ladite déclaration de 1789 et une seule fois dans celle de 1948. Ce qui fait dire au sémanticien que la devise de notre beau pays est déconnectée des déclarations fondatrices de notre civilisation moderne. Bien, nous sommes égaux. Mais égaux de façon générale ou égaux en quoi ? Est-ce un adjectif intransitif ou non ? Dans quelles circonstances ? Dans quelles occupations, par rapport à qui ? Etc. Plus nous descendrons dans le détail des relations humaines, plus nous nous apercevrons que nous sommes tous, en permanence, et sur tous les sujets, fondamentalement inégaux. Mais c'est une inégalité versatile, fluctuante et toujours provisoire ; tout change en permanence. Et même si nous sommes tous inégaux, notre égalité peut être déduite de la somme algébrique de nos inégalités. Mais encore faut-il apprendre à distinguer en quoi je suis ton égal et en quoi je ne le suis pas.

Mais le concept utopique d'égalité est politiquement correct et, à l'inverse, tout ce qui évoque les inégalités sera classé comme politiquement incorrect, par exemple l'admiration :

> *« L'admiration n'est pas politiquement correcte, parce qu'elle admet qu'il existe des inégalités entre les personnes, les œuvres, les causes, les idées. L'admiration est sélective et discriminatoire, et, comme telle, politiquement incorrecte*[1]*. »*

On peut en dire autant du respect, de l'obéissance, etc., et de tout ce qui évoquera ce que l'on appelle les relations inégalitaires dans lesquelles par exemple l'un utilise le *vous* pendant que l'autre lui dira *tu*.

À la limite on observe que toute forme de hiérarchie assumée commence, dans l'esprit de beaucoup, à devenir politiquement incorrecte. Dans les entreprises, s'il est impossible de rayer d'un coup de crayon les organigrammes, symboles évidents d'inégalités, nous les compensons par des mécanismes régulateurs de langage. Par exemple, alors que nous pouvons parler de notre *supérieur hiérarchique*, nous ne dirons plus jamais notre *inférieur hiérarchique* mais notre *collaborateur*. Nous ne disons plus *secrétaire* mais *assistante*, etc.

---

1. Volkoff Vladimir, *Manuel du politiquement correct*, Éditions du Rocher, 2001.

Le pratiquant du langage du réel dira, en paraphrasant Alan Bates :
bienheureuse inégalité. Car de l'inégalité naît la nouveauté, les inventions, les dialogues fructueux. Mais surtout, ce qui nous fait peur
est de voir une société construite sur la base d'utopies. Quand on
veut faire acte de diriger une société à partir, non pas de qui est
mais de ce qui devrait être, il ne faut pas s'étonner de voir autant
d'erreurs commises qu'il faut ensuite rattraper à coup de lois.

Par exemple : les lois sur la parité. Nous voudrions que les hommes
et les femmes se ressemblent au point d'annuler l'évidence : que
nous sommes différents. Nous voudrions que dans les entreprises,
les partis politiques, les associations, il y ait autant d'hommes que
de femmes. Au nom de quoi ? D'une double abstraction : d'un
côté les hommes en général, et de l'autre les femmes en général.
Mais au niveau des individus, chaque personne a le droit de vouloir ou de ne pas vouloir faire partie d'un groupe, de vouloir ou
non occuper tel poste, faire tel métier. Notre société de liberté
n'empêche aucune femme de devenir mécanicien ni aucun
homme de devenir sage-femme. La liberté c'est ça. Personne ne les
empêche mais personne ne les oblige. À partir du moment où il y
a une obligation de respecter des quotas, nous tombons dans la dictature. Mais s'il faut la parité, alors appliquons-la partout, et pas
seulement à l'avantage des femmes. Exigeons autant de femmes
compositeurs de musique que d'hommes, autant de visiteurs médi-
caux que de visiteuses, autant de couturiers que de couturières,
d'infirmiers que d'infirmières, etc. Nous aurons tôt fait de tomber
dans l'absurdité. Et si nous avons plus de femmes écrivains (il paraît
que l'on doit dire *écrivaines* depuis que quelques femmes politicien-

nes se sont mises à jouer les académiciennes, mais je m'y refuse avec énergie) de romans policiers que d'hommes, faut-il les empêcher d'écrire ou obliger n'importe quel mâle idiot à écrire un roman à son tour ? Et dans les entreprises, faut-il autant d'hommes assistants que de femmes, et quand la parité n'est pas respectée faut-il prendre la balayeuse (pardon : la technicienne de surface) comme directrice générale ?

Religion

On a bien compris que la ligne directrice de ce livre est claire : en dehors de ce qui peut se désigner par des mots concrets, en dehors de ce qu'on peut voir ou toucher, rien n'existe en soi, tout est subjectif et création de nos cerveaux. C'est un peu exagéré peut-être, mais c'est un postulat pour partir à la chasse aux abstractions et généralisations qui nous polluent la vie. Nous avons bien compris qu'en dehors de ce qui se passe concrètement entre les humains, tout le reste est invention des mêmes humains. Les idées politiques, les règles de vie en société, les concepts, opinions et croyances sont, de notre point de vue, au mieux inutiles, au pire nuisibles.

Dieu a été inventé pour expliquer tout ce qui n'était pas explicable, et dans les religions monothéistes qui sont les nôtres, il suffit d'ajouter que Dieu n'est pas explicable, et que ses voies sont impénétrables, pour boucler la boucle et fermer l'esprit à toute réflexion. Il est vrai que plus la science progresse, plus la religion recule. La science apporte des réponses nouvelles qui satisfont les hommes et les soulage de l'obligation de croire en Dieu. Et Nietzsche pouvait s'écrier : « Dieu est mort ! » Mais non, Dieu, Jéhovah,

Mahomet et quelques autres ne sont pas morts ; ils ressuscitent même en ce XXIe siècle que Malraux avait prédit religieux.

Car Dieu (ou les dieux…) a une autre utilité fondamentale pour les hommes : il nous rassure et nous protège de nos craintes. Dieu nous soulage de la peur de mourir, de vieillir, d'avoir faim et d'avoir froid, d'être malheureux en somme. Dieu est le premier thérapeute avant Freud et avant les coaches d'aujourd'hui. Et ce rôle est devenu fondamental en notre siècle de peur généralisée, à notre époque où les hommes se sont mis en tête de vivre vieux, de ne jamais tomber malades et d'être toujours heureux, ce qui a entraîné une recrudescence de malheurs, de maladies, de mal-être et de peurs. Et dans ce cas, Dieu redevient utile, d'autant qu'il est bien moins cher de se confier à Dieu qu'à des thérapeutes.

La religion, sur l'axe carte/territoire, est perchée tout là-haut, au plus abstrait possible, bien plus haut que toutes les théories politiques, les mots en *-isme* ou les croyances populaires. Car, enfin, le socialisme, on ne l'a jamais vu, mais on peut en tenter une définition, voire une description, on a une vague idée de ce à quoi ça pourrait ressembler. Alors que Dieu… Qui l'a rencontré ? Oui, je sais, il y a des noms… Pour le coup, nous pourrions poser la question à tous les croyants : priez-vous Dieu ou le mot Dieu ?

Souvent, quand on aborde ce sujet en compagnie, on entend rapidement la phrase stéréotypée : c'est une affaire personnelle, il faut respecter les croyances des gens. L'adepte du langage du réel que nous sommes dira : pas du tout, il faut respecter les gens mais pas leurs croyances, car toutes les croyances ont un effet commun :

elles abêtissent l'esprit humain. Et avec cela nous ne pouvons pas être d'accord si notre but est au contraire d'ouvrir les esprits à une meilleure façon de regarder et de comprendre le monde. Les croyances religieuses amplifient la pensée magique qui continue à nous habiter malgré trois siècles de progrès scientifiques.

Entendons-nous bien : peut-être existe-t-il des entités supérieures que nous ne connaissons pas, tout n'est pas rationnel… et le scepticisme est la meilleure des positions intellectuelles vis-à-vis de ces problèmes. Mais puisque nous ne saurons jamais ce qui se passe après la mort, que nous ne comprendrons jamais le mystère de la vie, la sagesse est de ne pas s'en préoccuper mais plutôt d'améliorer notre ordinaire en apprenant à penser et à agir autrement. C'est en somme l'inverse du pari de Pascal. La seule religion acceptable est le bouddhisme justement parce que ce n'est pas une religion au sens strict, car Bouddha n'était pas un dieu, juste un homme, un maître à penser. À tel point même que certains maîtres en méditation conseillent à leurs apprentis de cracher sur la statue de Bouddha qui se trouve à l'entrée des dojos ! Savez-vous ce que cela signifie outre le fait que Bouddha n'est pas un dieu ? Cela signifie que la statue de Bouddha n'est pas Bouddha.

En conclusion de cette partie, c'est pour nous une erreur considérable et dommageable que, pour résoudre des problèmes qui se situent toujours assez proches du réel, du concret, nous fassions en permanence appel à des notions et à des croyances complètement abstraites. Le territoire est le lieu de tous nos problèmes relationnels de société, c'est là que naissent et perdurent les conflits et les guerres. Et l'on peut penser que c'est là aussi que doivent se trouver les solutions. Mais, la plupart du temps, ce n'est pas le réel qui intervient dans le choix de nos actions, dans nos tentatives de solution, mais seulement l'idée que nous nous en faisons, nos interprétations. Toute notre vie consciente se passe au niveau des cartes que nous avons dressées pour représenter la réalité, notre réalité. Cela peut faire frémir l'homme averti de s'apercevoir que partout, dans toutes nos relations et dans la conduite de nos pays, les actions sont décidées et menées à partir de malentendus sur les mots et les textes. Un mari et sa femme se disputent : le territoire sera ce que le magnétophone pourra enregistrer ou mieux ce qu'une vidéo pourra montrer. Mais si on demande aux deux partenaires de raconter ce qui s'est passé nous obtiendrons deux cartes différentes, deux versions, parfois éloignées de la réalité enregistrée. L'un dira par exemple : « Ma femme a cherché la bagarre en disant que... » Et l'autre pensera : « Mon mari est peu aimable, toujours autoritaire, vieux jeu », et un millier d'autres choses possibles. Les opinions, jugements et croyances recouvriront le territoire comme des feuilles mortes recouvrent la forêt, au point de le rendre méconnaissable.

Cela tout le monde le sait. Mais il est rare que les humains dans leurs relations et leurs décisions, prennent la mesure de toute l'ampleur de ce phénomène inévitable et en tirent des conséquences pragmatiques dans leur vie de tous les jours. Allons plus loin : en fait, aucun des partenaires n'a en tête ce que la caméra a enregistré, aucun des spectateurs de la dispute n'aura la même vision. Cela aussi tout le monde le sait, c'est banal : nous savons que chaque témoin d'un accident a vu un accident différent, même s'ils trouvent des points communs. Ce constat est valable quoi qu'il arrive, que ce soit un événement joyeux ou triste, banal ou capital, familial ou planétaire, etc., nous interprétons toujours car, justement, nous ne sommes pas des magnétos, nous ne sommes pas des machines.

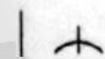

TROISIÈME PARTIE

Pratiquer le langage du réel : en route vers le changement

Nos pensées, qu'elles soient opinions, croyances, jugements, sont d'un niveau plus abstrait que nos actions. Elles sont même plus abstraites que les mots que nous utilisons. Il est clair que le concept de chien n'est pas le mot chien et que le mot chien n'est pas un chien. Et, comme nous le savons, nos pensées influencent nos actions, et nos actions modifient nos pensées en retour. Il y a des interactions entre les différents niveaux, mais il faut prendre garde de bien les différencier et de toujours préciser de quoi l'on parle.

Un exemple : on entend souvent certaines personnes dire « Moi je suis pessimiste » ou « optimiste », et l'on remarque qu'elles ne se comportent pas comme tels devant une décision à prendre, une action à mener, un projet à établir… Pour nous, ce sont là encore des propos qui ne veulent rien dire de part leur excès d'abstraction et de généralisation. Car quand nous sommes sur le point d'agir nous ne pouvons pas penser que nous allons échouer ou réussir de façon certaine. Nous ne savons pas quelles seront les conséquences de nos actions, et pourtant nous agissons. C'est par l'action que nous saurons, pas par nos réflexions. L'homme d'action avisé pourra juste dire, de façon subjective, « Pour cette opération précise, je pense que j'ai 80 % de chances de réussir et d'atteindre mon objectif », et encore, on peut se demander comment il peut calculer ce pourcentage. Le pourcentage de réussite qu'il accorde à son action n'est souvent que la mesure de la confiance qu'il a en lui-même.

Alors, si être optimiste c'était en fin de compte avoir confiance en soi ? Toute action ayant des chances de réussir et aussi d'échouer, de deux choses l'une : ou bien nous pouvons mesurer nos chances à l'avance, et alors nous agissons, ou nous n'agissons pas en fonction du degré d'incertitude que nous pouvons supporter, ou bien nous ne pouvons mesurer ce pourcentage et alors nous agissons en fonction du degré de confiance que nous nous accordons et/ou que nous accordons à nos compagnons de route dans cette affaire.

Devant toute incertitude de réussite d'un projet, quelle sera la différence entre un pessimiste (qui pense que cela ne va pas marcher) et un optimiste (qui pense le contraire) ? Le second agira plus souvent que le premier, et l'on peut penser que celui qui agira le plus souvent échouera plus souvent, certes, mais aussi réussira plus souvent. L'homme qui pense concrètement n'est ni optimiste ni pessimiste, cela ne veut rien dire pour lui : il agit. Il mesure ce qu'il peut mesurer avant d'agir (souvent très peu de chose) et il ajuste ses actions au fur et mesure de leur avancement comme le font les coureurs automobiles sur la piste. Pessimisme et optimisme ne sont que des états d'esprit, totalement inutiles et même nuisibles car ils influent sur les chances de réussite de nos entreprises, sans pour autant leur apporter la moindre solution, le moindre élément constructif.

Sortir de l'abstraction

Nous avons vu que certains conflits peuvent venir d'un décalage de niveau entre les protagonistes. Expliquons-nous : l'école de Palo Alto nous a appris que dans toute communication (au sens concret : un échange *ici et maintenant*), il y a le *contenu* (ce dont on parle) et la *relation* (les rapports entre les interlocuteurs et la façon dont chacun voit l'autre et sa relation avec lui). Et Paul Watzlawick, le représentant le plus connu en France de cette école de pensée, nous explique en quoi la relation est dominante par rapport au contenu. Imaginons maintenant un conflit entre deux personnes, l'une parlant du mot chien et l'autre du chien qui aboie toute la nuit dans la cour de l'immeuble. Il est clair qu'elles ne se comprendront pas. Et bien, c'est ce qui arrive tous les jours quand l'un des partenaires se situe dans la carte abstraite alors que l'autre évoque des faits concrets. Dans ce cas, c'est comme s'ils ne parlaient pas la même langue et les malentendus s'installent. Or derrière chaque malentendu, il y a un conflit qui sommeille.

Paul Watzlawick évoque à ce propos le conflit dans un couple quand le mari rentre chez lui et annonce à sa femme :

– Bonjour, chérie, les Dupont viennent dîner ce soir.

Toute la soirée la femme fait la tête et se montre peu aimable. Le mari, quand les invités sont partis, demande une explication :

– Tu n'étais pas contente de les voir ce soir ?

– Si.

– Tu les aimes bien les Dupont ?

– Oui.

– Alors pourquoi as-tu fait la tête toute la soirée ?

On remarque que, jusque-là, la dispute porte, en apparence, sur le fait que les Dupont sont venus dîner. En fait la femme finit par éclater et dit à son mari :

– Tu aurais dû m'en parler avant de les inviter !

La dispute ne portait donc pas sur le contenu mais sur la relation mari-femme. En passant du contenu à la relation, la femme dévoile la cause de sa mauvaise humeur. Ici, le rapport entre le centre de la dispute apparente et sa véritable cause provient de la confusion entre deux niveaux de la communication : celui qui parle de ce qui se passe et celui qui parle des rapports entre les protagonistes, ce dernier niveau étant plus concret que le précédent. Ce qui montre bien que ce dernier rapport est plus important que le contenu, car il a la capacité de transformer une soirée heureuse (car la femme était en fait contente de voir ses amis) en une soirée catastrophe.

100

Parfois, les conflits proviennent d'un manque d'informations échangées entre les protagonistes. J'aime raconter cette histoire vécue entre deux stagiaires qui se disputaient au sujet de la façon dont il faut élever les enfants. Lui était partisan d'une éducation autoritaire et elle d'une éducation plus laxiste. La dispute portait sur un point concret : faut-il que les enfants terminent ce qu'il y a dans leur assiette ? Lui disait oui et elle disait non. Très rapidement la dispute est passée du contenu à la relation, de phrases du type : « Ce que tu dis est idiot » à des phrases plus chaudes du type « Tu es idiot(e) ! ». Et je crois bien qu'ils en seraient venus aux mains si je n'étais intervenu en leur posant une seule question pour obtenir une information complémentaire : « Quel âge ont vos enfants ? » Lui avait des enfants d'environ 15 ans et elle de 3 ou 4 ans seulement. Une fois cette info mise à leur disposition, la querelle cessa aussitôt. Lui : « Évidemment quand ils avaient l'âge des tiens je ne les obligeais pas à finir leur assiette… » Et elle, par symétrie : « Ma foi quand ils auront 15 ans je les obligerai peut-être à manger tout ce qu'ils auront mis eux-mêmes dans leur assiette. » Où l'on voit qu'une seule précision de plus change le paysage du conflit et le fait même parfois disparaître. Ce qui fait penser qu'une des solutions pour éviter les conflits sera souvent de posséder le plus de détails possibles sur les contextes des opinions émises par les protagonistes. Il s'agit bien d'appeler le concret au secours des disputes nées de propositions trop abstraites. En fait, je ne suis pas d'accord avec toi sur le concept de chien mais je suis complètement de ton avis sur les chiens qui sont dans la rue.

Oublier les concepts

Il est certain qu'il faut toujours mieux déplacer les conflits vers le concret plutôt que de les laisser s'envenimer dans le monde des concepts où les disputes sont sans fin. Si l'on ne fait pas cela, le conflit va devenir permanent. En effet, l'une des caractéristiques de presque tous les conflits est de tourner en rond. Le conflit est cyclique.

Prenons l'exemple de ce mari qui vient prendre des cours car il veut résoudre les bagarres quasi quotidiennes qu'il a avec son épouse. La façon dont il nous expose le conflit répétitif au début est la suivante : « Tous les soirs je suis content de retrouver mon épouse à la maison, mais elle cherche la bagarre car elle ne supporte pas que je ne m'intéresse pas assez à elle ; selon elle je ne fais rien, je suis un égoïste, ce qui est faux… » En apparence son discours est déjà concret, mais pas assez. D'une part il juge sa femme, il parle à sa place et la rend responsable de la bagarre quotidienne. D'autre part, il ne précise pas comment la bagarre éclate, à quel moment, sur quel sujet précis… Il ne peut rien résoudre en s'y prenant ainsi. Nous lui apprenons alors qu'un conflit n'est jamais de la faute d'un seul des partenaires mais le produit commun d'une relation défectueuse ; nous lui apprenons que cette relation doit être décrite et non pas expliquée ; nous lui apprenons que tout changement doit commencer par soi-même pour être porteur de progrès et de paix future.

Alors, peu à peu, nous lui faisons refaire la description de ce qui se passe et nous obtenons par exemple le récit suivant :

– Bonjour, ma chérie, as-tu passé une bonne journée ?

(Ils s'embrassent.)

– Oui, mais je suis fatiguée car le patron au bureau a encore été odieux avec moi.

– Ah bon, encore ? Oublions tout ça, et essayons de passer une bonne soirée. *Qu'y a-t-il au dîner ce soir ?*

– Je n'en sais rien, je n'ai pas eu le temps de regarder dans le frigo car je suis énervée par ma journée. Je vois que tu ne t'intéresses pas vraiment à ce qui m'est arrivé aujourd'hui !

– Si mais je pense que *c'est comme les autres jours*, ton patron t'a demandé des travaux n'entrant pas dans ta définition de fonction et...

– Tu sais toujours tout à l'avance, alors c'est pas la peine que je te raconte.

– Écoute, je suis triste pour toi, mais *qui puis-je ?*

– Et en plus il faut que je fasse la bonniche et te prépare ton repas, c'est ça ? Et bien débrouille-toi avec les restes !

Une analyse rapide fait apparaître les maladresses du mari, nous les avons indiquées en italique. La première est de changer brusquement de sujet de songer à son propre confort : le repas du soir. La deuxième est de minimiser les ennuis de sa femme et de décider sans savoir que les événements du jour sont les mêmes que ceux des autres jours. La troisième est de croire que par le « Qui puis-je ? » il avoue son incapacité à résoudre les problèmes de sa femme alors que celle-ci interprète cela comme une indifférence. Trois erreurs de comportements en si peu de temps, c'est impardonnable. Certes, nous savons tous qu'il est pénible d'écouter les sempiternelles plaintes de personnes qui semblent expertes dans l'art de nous pourrir la vie avec leurs soucis dont nous n'avons que faire, cependant les ignorer ne semble pas la meilleure solution si nous voulons la paix.

Exercice : rompre le cycle infernal de la dispute

Quand, dans votre vie de tous les jours, vous repérez que certains échanges avec vos proches ont tendance à se répéter à l'identique, vous devez aussitôt être alertés et tenter d'appliquer l'analyse relationnelle de ces échanges de façon à repérer à quel moment le conflit apparaît. Pour cela, racontez-vous (par écrit c'est mieux) ce qui se passe réellement, sans aucun jugement d'aucune sorte, sans termes abstraits. Ne dites pas « Ma femme était énervée » mais : « Ma femme m'a regardé en fronçant les sourcils et m'a dit... » Vous pouvez intégrer dans votre description vos sentiments personnels car on peut penser que vous êtes conscients de ceux-là. Vous pouvez ainsi dire : « Je me suis alors senti en colère... », mais jamais introduire les sentiments que vous prêtez à l'autre, car vous ne les connaissez pas, vous ne faites qu'interpréter. Vous allez rapidement découvrir que le conflit apparaît toujours au même moment des échanges et comprendre comment fonctionne cette séquence répétitive qui vous conduit presque tous les soirs, en quelques minutes, du bonjour affectueux au jet d'assiettes.

Théories et pratiques

Nous l'avons compris : le langage des cartes abstraites est le lieu des théories, alors que le langage concret dit du territoire est celui de la pratique, des exemples, des cas précis, des faits et des événements. Il est clair aussi que, dans notre société, et bien que cela semble évoluer, l'éducation privilégie l'enseignement abstrait, et même le savoir au détriment de la compréhension, alors que le réel s'apprend dans la rue, sur le tas. Mais attention, si privilégier le concret sur l'abstrait nous semble indispensable pour améliorer notre vie quotidienne et celle de nos concitoyens, il ne faut pas pour autant cracher sur tout ce qui est théorique. Notre position

104

est simple sur ce point : une théorie qui ne débouche sur aucune pratique reste une belle utopie, une poésie agréable à entendre et rien de plus. Mais une pratique qui ne repose sur aucune règle, aucune méthode, reste fragile et peut à tout moment aboutir à une action dangereuse. Le langage du concret se préoccupe avant tout de l'efficacité des actions, et si une pratique concrète ne rend pas nos actions plus efficaces, elle devient inutile, voire nuisible.

Nous avons l'habitude de synthétiser le débat à ce niveau en une phrase claire : *il faut pratiquer les théories et théoriser les pratiques*. Il faut d'abord observer les lions dans la nature (ou au zoo à défaut), puis en tirer quelques considérations générales nous permettant de mieux comprendre nos observations, puis revenir sur le terrain et voir si nos réflexions nous permettent de mieux observer, et ainsi de suite. C'est une démarche scientifique, une démarche ethnologique (ou plutôt éthologique en parlant des lions), autant dire qu'elle n'est pas courante dans notre vie quotidienne, étouffée par les préoccupations matérielles. Nous préférons, par paresse, juger de la conduite des humains, comme des lions, dès la première observation, et généraliser en une maxime du genre : « Les Bretons sont têtus. » Une fois le jugement prononcé, il devient explication. L'explication est à l'observation ce qu'une carte est au territoire, ce que le mot chien est au chien, etc. Une fois l'explication prononcée, elle devient vérité, fixe et permanente, et il sera difficile, voire impossible, de la remettre en question.

Dans les cours, stages et séminaires, la théorie est représentée par des exposés et la pratique par les exercices. Les deux sont indispensables. Les exposés présentent les généralités et les exercices permettant de les faire vivre dans l'esprit par les comportements. L'idéal dans tout apprentissage est ensuite de retourner vers les théories et aussitôt nous comprenons mieux ce que nous venons de faire et de réussir. Quarante ans de pratique de formation de commerciaux et de managers nous ont montré maintes fois que certains stagiaires pratiquent très bien ce qu'on leur a enseigné sans bien comprendre comment ça marche alors que d'autres au contraire, ceux qui ont lu tous les livres, ont tout compris mais rien appliqué. Dans les deux cas, la formation est fragile, et pas terminée. Les uns pratiquent bien jusqu'au jour où ils se trouvent dans une situation inédite qu'ils ne savent pas comment rattacher à la théorie, et les autres comprennent très bien ce qu'il faut faire, mais comme ils ne le font pas, par paresse ou croyance que cela n'est pas possible, ils n'obtiennent aucun résultat concret.

Les gens se préoccupent souvent plus du *pourquoi* que du *comment*. Si je veux expliquer un fait, un événement, je trouverai toujours une raison ; tout est explicable, même l'inexplicable, il suffit d'invoquer Dieu ou une quelconque fumeuse théorie explicative (telle l'inconscient des psychanalystes). L'explication est à la portée de n'importe quel imbécile. Mais l'observation n'est pas chose aisée, par la faute de l'interprétation permanente que nous faisons subir à tout ce que nous voyons ou croyons voir. Autrement dit, nous expliquons ce que nous ne sommes pas capables de définir. Voilà encore un beau tour de magie ! Certes s'il s'agit d'un domaine technique, les spécialistes expliquent fort bien ce qui se passe et peuvent aussi l'observer. Mon mécanicien sait voir ce qui cloche dans le moteur de ma voiture, il sait me l'expliquer, et son observation aboutit aussitôt au remède : changer telle ou telle pièce. Mais dans le domaine des rapports humains, il en est tout autrement. Les explications des psychologues et autres thérapeutes, centrés sur le Moi, sont belles, mais ne disent pas comment résoudre le problème. Elles sont belles mais elles sont inopérantes, donc inutiles. Quand je suis en train de me noyer, le plus important *ici et maintenant* n'est pas de savoir pourquoi je suis tombé à l'eau, mais bien comment m'en sortir. Il est vrai qu'il est bon aussi de savoir ne pas recommencer. Quand ma femme m'a quitté, je peux certes préférer ruminer des nuits entières au pourquoi de la chose, mais cela ne la fera pas revenir. Ceux qui vivent dans les pourquoi sont des gens qui privilégient les réflexions aux actions dans leur vie ; ceux qui vivent dans les comment privilégient l'action et les résultats, en bref l'efficacité.

Pour apprendre progressivement à parler et penser de façon concrète, les exercices sont simples : il faut et il suffit d'apprendre à observer, puis à décrire. Une fois qu'on a décrit un processus, une fois qu'on a pu mettre en équation un problème relationnel, il est à moitié résolu. Car, alors, il suffit d'écrire une nouvelle équation représentant comment sera la relation une fois le problème résolu et de la mettre en application dans la relation insatisfaisante. L'observation aboutit à la résolution plus vite que les explications. En effet, une fois expliqué, le problème est toujours là : rien n'a été fait.

Décrire, définir, expliquer

Quand nous relatons un événement qui vient de se produire dans lequel un certain nombre de personnes sont impliquées, nous mélangeons trois façons d'en parler. Nous *décrivons*, nous *définissons* et nous *expliquons*. Mais ces trois processus ne sont pas de même nature et ne se situent pas au même niveau de pensée ; seule la description est proche du concret (du moins si elle est bien faite), la définition tend à enfermer ce qui se passe dans une catégorie, un thème, et l'explication, comme nous l'avons évoqué plus haut, fait appel à des éléments externes à l'observation pour donner un sens supplémentaire à ce qui vient de se passer.

Voici un exemple : Gérard et Évelyne se disputent et je les observe. Si je dois rédiger un rapport de cette dispute, je vais mélanger trois types de remarques :

– Gérard est tout rouge, il bafouille et postillonne... Évelyne sourit, elle regarde dehors pendant qu'il lui parle... c'est une *description* ;

– Gérard est en colère alors qu'Évelyne est sereine, calme et indifférente... c'est une *définition*, une *classification* de mon observation de leurs actes et paroles, et de ce que je crois qu'ils sont ;

– c'est un vieux couple et ils sont rarement d'accord, de plus, ils ont l'habitude de se disputer, surtout depuis qu'Évelyne a eu une aventure... c'est une *explication* totalement personnelle, une *interprétation*.

Souvent, nous avons l'impression que la description ne suffit pas, alors l'explication devient notre mode favori car elle permet d'exprimer nos opinions et jugements. Expliquer un événement c'est faire entrer le fait lui-même dans notre vision. C'est aussi le mode préféré des journalistes qui ne savent plus se contenter de relater. De plus, expliquer un événement nous procure du plaisir, alors que décrire est vécu comme un pensum. L'explication est notre mode naturel de fonctionnement, à tel point que si nous ne pouvons expliquer ce qui se passe, nous nous sentons ridicules, pauvres et honteux. Le besoin de tout expliquer, appelé parfois *explicationnite,* est à la fois culturel et naturel. Du moins si l'on observe les enfants qui, dès leur plus jeune âge, disent à tout bout de champ : « Pourquoi ? » Ce à quoi les meilleurs des parents, agacés, répliquent souvent : « Parce que ! »

Pour parler le langage du réel, il faut résister aux sirènes des explications, car trouver une explication est plus un handicap qu'un avantage. En effet, une fois que j'ai expliqué *pourquoi* mon ami Marcel est souvent hargneux, je ne suis plus à même de continuer à observer ses comportements et de trouver *comment* faire pour le changer. Et je passerai à côté des fois où il sera souriant, gentil et aimable… En fait, il semble que plus nous expliquons, moins nous savons observer. Or seule l'observation systématique et permanente nous permet de bien connaître notre environnement. Mais l'observation et la description sont souvent les parents pauvres de ces trois types de rapport à l'environnement, tout simplement parce qu'il ne nous est pas habituel de regarder sans juger.

Exercice : apprendre à observer

Choisissez un moment où deux de vos amis (ou plus, mais c'est plus difficile) bavardent. Évitez de choisir une relation dans laquelle vous êtes impliqué car votre interprétation sera trop forte et masquera les qualités de votre observation. On observe d'autant mieux que l'on est indifférent à ce qui se passe.

Pendant ou après la conversation, prenez une feuille de papier et faites trois colonnes pour noter les éléments de description, de définition et *d'explication* qui vous permettent de relater ce qui vient de se passer. Puis, comptez-les.

Si les éléments de type description sont les plus nombreux (à condition de ne pas vous être trompé dans l'analyse), alors, vous êtes prêt ou prête pour apprendre le langage du réel. Bravo ! Sinon, il reste encore un petit bout de chemin à parcourir.

En règle générale les résultats de cet exercice sont les suivants : une majorité d'observations portent sur des jugements explicatifs de ce qui se passe. Vous jugez la façon plus ou moins habile avec laquelle chaque protagoniste a manœuvré pour tenter de convaincre l'autre, sur ce qu'il aurait dû faire selon vous, etc. Les remarques que vous faites naturellement entrent dans des catégories de *définition* ; leurs comportements ont été plutôt ceci ou cela, habiles, naïfs, manipulateurs, sincères, etc. Quant aux observations précises des comportements, mimiques, vous en faites peu ou pas du tout. Et encore moins des remarques sur les coups joués par les partenaires au niveau cognitif.

Nous sommes ce que nous faisons

Pour les adeptes du langage du réel, nous sommes d'abord ce que nous faisons. Tout en sachant que l'on peut parfois dévier, se perdre dans des chemins inconnus avant de revenir sur le chemin principal. Nous sommes toujours nous-mêmes dans toutes nos actions, et si celles-ci sont parfois contradictoires, c'est que la vie

110

est une suite de contradictions. Comme l'a si bien dit Albert Camus, le jour où nous ne nous contredirons plus c'est que nous serons morts. Mais si notre idée de base est l'existence d'un Moi permanent, si nous nous croyons faits d'un bloc immuable (notre personnalité), alors la contradiction ne peut plus exister et nous sommes contraints d'inventer l'idée que le Moi s'est perdu au fond de la gamelle.

Dans un sketch du film *Les Monstres* de Dino Risi (le premier, en noir et blanc), on voit un homme, interprété par Vittorio Gassman, la veste jetée sur une épaule (on a envie de dire *à l'italienne*), qui tente de se frayer un chemin pour traverser une grande artère en ville, au milieu des voitures qui foncent sur lui et klaxonnent. On le voit, coléreux, leur faire signe de ralentir, des signes même plutôt grossiers, et cela dure tout le temps qu'il traverse. Puis il disparaît et on le retrouve en train de monter dans sa belle voiture, une *Fiat 500* comme il se doit. Et les images suivantes nous surprennent : il fonce et zigzague au milieu des passants à qui il adresse des doigts d'honneur…

Les gens qui voient ce film ou ceux à qui on le raconte ont presque tous la même réflexion : ce type n'est pas logique. En effet, au niveau du raisonnement abstrait, il devrait comprendre que si les autos le gênent quand il est piéton, il devrait, une fois devenu automobiliste à son tour, respecter les passants. Certes. Mais, au niveau réel, ce type est totalement logique ! Il s'agit d'un homme centré sur lui-même : en tant que piéton il agresse les automobilistes et en tant qu'automobiliste il agresse les piétons.

Logiquement ! Il reste lui-même en toute occasion, et il n'y a là aucune contradiction.

Il est certes curieux de voir que presque personne dans notre société ne voit la cohérence de ces deux comportements. Encore une fois, c'est la carte abstraite, les mots et le rationnel, qui donnent le sens de ce que l'œil voit et qui dictent le jugement.

Mieux maîtriser
sa relation aux autres

Dans une optique de maîtrise des relations, le plus important n'est pas le sens que nous donnons aux mots, n'est pas ce que nous voulons dire, mais ce que l'autre a entendu, ce qu'il comprend. Et dans cette recherche, le langage est plus souvent un obstacle qu'une aide. Dans notre optique qui se veut pragmatique, quand nous abordons une personne inconnue, pour la connaître, nous devons apprendre à connaître et à comprendre comment elle fonctionne, ce qui veut dire récolter des éléments répétitifs et significatifs, et ce à trois niveaux : ce qu'elle *pense*, ce qu'elle *dit* et ce qu'elle *fait*, soit ses opinions et ses croyances, son langage et ses comportements.

Or, le niveau du langage possède des caractéristiques intéressantes pour déclencher le changement. En règle générale, nous savons à peu près ce que nous pensons et ce que nous faisons. Mais, à proprement parler, nous ne savons pas ce que nous disons. Ce n'est

113

pas un jugement, juste un constat. Nous voulons dire par là qu'après avoir parlé quelques minutes, nous sommes incapables de reproduire exactement ce que nous venons de dire, incapables de lister les mots utilisés et d'en dire la fréquence, même approximative. Dans nos stages nous faisons parfois cette expérience, et les stagiaires sont toujours assez perturbés en s'apercevant que leurs interprétations les empêchent de se souvenir de ce qui vient d'être dit. Et celui qui vient de parler est encore plus perturbé en remarquant que, lui non plus, ne se souvient pas bien de ce qu'il a dit. Cet aspect non conscient du langage (attention : rien à voir avec un quelconque inconscient) est responsable d'un grand nombre de perturbations dans les relations.

Ces phénomènes expliquent ainsi maints malentendus. Nous savions déjà que ce qu'entend l'autre n'est jamais exactement ce que nous avons dit, mais voilà que nous apprenons que ce que nous avons dit n'est pas exactement ce que nous avons voulu dire. Ces interprétations permanentes dans la relation humaine font que, pour éviter des conflits, nous devons (ou devrions) en permanence recadrer, préciser ce que nous avons voulu dire, sinon l'autre va aussitôt s'emparer de ce nous avons dit, ou plutôt de ce qu'il croit que nous avons dit, pour continuer notre relation, faussée depuis le début, et réagir en conséquence. On comprend pourquoi les conflits sont plus faciles à faire naître qu'à résoudre.

Changer de langage

Pour illustrer notre démarche, à la recherche du chien qui se cache derrière son mot, voici comment nous abordons et apportons un début de solution, à un grave problème que se pose un grand nombre de nos contemporains quand ils disent : « Je voudrais être heureux en couple ! »

Dans la vie de tous les jours, naïvement, nous attaquons ce problème en commençant par désigner des causes et des responsables ; nous expliquons, nous jugeons ; on dira, par exemple « Je ne suis pas heureux en couple parce que… » mon conjoint est frivole, il a un grand désir d'indépendance, nous avons une grande différence d'âge, de culture, d'opinions… Nous évoquons des *explications* et encore des explications ; la plupart du temps la *cause* est vite entendue : c'est de la faute de l'autre. Bref, les causes que nous trouvons sont toujours abstraites, subjectives, et rarement reliées à des moments précis de notre relation. Une fois les causes décelées, nous ne sommes pas plus avancés pour autant. Les explications nous sont personnelles, on ne peut prouver qu'elles sont vraies ni qu'elles sont fausses, et, de plus, elles ne tracent aucun chemin pour nous sortir du conflit.

Nous nous trouvons rapidement devant l'inefficacité de nos tentatives de solutions, toutes axées sur l'argumentation plus ou moins rationnelle sur le thème : « Voici pourquoi tu dois changer ! ».

Que conseillons-nous aux personnes qui viennent nous consulter pour ce genre de problème ? Nous leur demandons d'observer ce qui se passe, d'écrire l'histoire détaillée de leurs relations avec l'autre, si possible depuis le début du malaise. En apprenant à décrire des séquences courtes et répétitives : par exemple ce qui se passe quand ils rentrent du travail, le soir. Nous leur demandons de faire l'effort de raconter quelques soirées par le menu, comme dans un film. Par exemple : « Je rentre chez moi, je dis bonjour à mon conjoint… » Chaque fois que dans le récit ils glissent une explication, un jugement, nous leur demandons de le remplacer par le réel des échanges (« Il me dit… je lui dis… il fait… je fais, etc. »). S'ils jouent bien ce jeu, il est probable qu'ils vont finir par repérer à quel(s) moment(s) la relation se gâte, à quel moment le conflit démarre. Nous les amenons ensuite à comprendre comment les mêmes enchaînements de propos se répètent de jour et en jour…

Nous sommes alors déjà tout proches de la solution, qui se trouve elle aussi au niveau du concret. Une fois repéré à quel moment, par quels mots ou quels comportements je commence à prendre la mauvaise route, il me suffit, lors des prochaines séquences relationnelles avec mon conjoint de changer à ce moment précis, *ma* façon de *me* comporter avec lui, de changer de route, de faire autre chose que ce que je fais habituellement. C'est aussi simple que cela.

Ainsi le problème, que je posais tout à l'heure, dans une équation insoluble parce que trop abstraite, « Je voudrais être heureux en couple », s'est transformé en un problème plus concret dont j'ai maintenant un début de solution : « Comment passer une bonne soirée ce soir avec mon conjoint ? » Ce soir et aussi demain et après-demain… nous sommes bien sur la route de ce qu'on appelait précédemment « être heureux en couple ». Je n'ai d'ailleurs plus besoin du terme heureux. Le problème à résoudre est devenu concret.

116

C'est ainsi en changeant notre langage et notre façon de fabriquer la pensée que nos relations avec les autres changeront et qu'en bout de piste notre vie sera transformée. La question qui reste posée est : combien faut-il d'individus différents dans une société donnée pour faire naître un monde différent ? Pour l'instant, aucune idée. Problème plus complexe que celui des robinets et des trains qui arrivent à l'heure, parfois. Notre axiome 1 sera : « Tout ce qui ne peut se définir en termes concrets d'actions, de faits ou d'événements, n'existe pas réellement. » Ce sera notre première balise sur le long chemin de randonnée vers un langage du réel.

Le rôle du langage dans nos comportements, nos réussites et nos échecs, est tellement important qu'il est permis de penser que, pour changer quelqu'un, le rendre plus sûr de lui, plus efficace, il faudrait peut-être commencer par changer son langage, donc changer sa façon de voir, de découper, de cataloguer le réel. En fait, pour nous, pour changer une personne, plutôt que de chercher à la faire penser autrement, en argumentant, plutôt que de lui envoyer des ordres et des conseils, il serait bon que nous apprenions à faire changer son langage. C'est assez difficile à appliquer sur le plan technique, mais fort efficace car, c'est le caractère non conscient de notre langage qui permet aux éventuels intervenants de le modifier sans que l'autre s'en rende compte.

Les apports de la systémique

La systémique est de nos jours indispensable pour modéliser la moindre interaction, la moindre communication. Inventée dans les années 1940, elle a progressivement remplacé les conceptions analytiques de la communication dans lesquelles les acteurs étaient des individus séparés. La communication systémique considère que deux personnes en relation forment un *système* relationnel, et que les outils cognitifs de l'analyse des systèmes peuvent fort bien s'appliquer à ce cas. Une relation est en soi une entité nouvelle de la communication qui peut s'étudier à part. Pour la systémique, le sens ou le flux de la communication s'écoule en permanence dans les deux sens et simultanément. Les deux protagonistes d'une relation s'interinfluencent et s'autoinfluencent en permanence ; et si la relation possède une nature, celle-ci est le fruit des actions des deux partenaires, qui coconstruisent leur relation, *ici et maintenant.*

Comment définir un système et la systémique appliquée aux relations humaines ? Un système est un ensemble, composé d'éléments en interaction ; il possède une frontière qui le relie à l'extérieur dans le cas le plus fréquent des systèmes dits « ouverts » ; il a sa vie propre qui ne peut se confondre avec la vie de ses éléments ; il possède essentiellement deux objectifs fondamentaux : se maintenir en équilibre et augmenter sa « masse relationnelle ». Chaque individu peut être avantageusement considéré comme un système.

La systémique, c'est la réunification des tiroirs, c'est le refus d'en rester aux classifications analytiques, c'est une tentative pour relier en permanence ce qui a été précédemment séparé par les anciennes façons de penser. C'est la négation de la pensée atomisante. La systémique ne voit plus les éléments comme entités séparées, mais comme un ensemble de relations vivantes dans un ensemble plus vaste et plus complexe, lequel à son tour… La systémique voit et prend en compte les mouvements, les flux d'informations, comme unités d'analyse, retrouvant la pensée d'Héraclite après quelques siècles de mépris qui disait que l'on ne se baignait jamais deux fois dans la même rivière. Après le « tout est communication », voici le « tout est système ».

Les règles de la systémique

Voici les principales règles de la systémique des relations, telles que nous les avons définies.

Règle n° 1 : tout système interactionnel aura tendance à préférer la stabilité au changement

Pour utiliser un langage moins scientifique on parlera de la difficulté à changer que l'on qualifie parfois de résistance au changement. Par exemple, un couple aura l'habitude de passer ses soirées à regarder la télévision : ce sera son équilibre du soir. Bien sûr, il peut aussi changer certains soirs, mais la tendance sera de revenir à l'habitude, car elle est plus confortable que le changement.

Règle n° 2 : tout système interactionnel, pour être satisfaisant pour les deux partenaires, devra se composer d'un nombre pair de coups

C'est une règle non consciente mais fort contraignante qui fait paraître anormal tout échange qui ne la respecte pas. Par exemple deux personnes se rencontrent :

– Ça va ? dit l'un.

– Ça va et vous ? dit l'autre.

Et si le premier ne répond pas, cela apparaît comme une impolitesse, un manquement à la règle.

Règle n° 3 : dans toute séquence d'interactions, chaque partenaire aura tendance à jouer des coups dont la nature sera semblable au(x) coup(s) joué(s) précédemment par l'autre partenaire

C'est la fameuse règle de réciprocité fort utile quand on veut obtenir quelque chose d'une personne. Si je suis gentil avec vous, vous serez (en général) plus gentil avec moi que si je suis méchant d'abord ; donc si je veux obtenir une faveur de vous, la bonne idée sera de vous en offrir une d'abord. Par réciprocité, vous allez avoir le sentiment de me devoir quelque chose, vous n'allez donc pas tarder à me rendre la pareille.

Règle n° 4 : toute séquence a tendance à se terminer sur la position relationnelle par laquelle elle a commencé

– Ça va ?

– Pas tellement…

Là l'interlocuteur se sent obligé de demander ce qui ne va pas, question dangereuse qui peut vous faire perdre votre journée.

– …et bien je viens de me faire opérer… bla… bla…

– OK, mais à part ça, ça va ?

Une séquence de communication est ainsi souvent comme le culbuto qui revient sans cesse à sa position antérieure.

120

La communication cyclique

« La communication vise avant tout à produire un effet chez celui ou ceux à qui elle s'adresse[1]. » D'où l'intérêt de considérer autrement la relation entre deux ou plusieurs personnes, sous l'angle d'une communication cyclique sans fin.

La communication linéaire que nous avons vue plus haut est une vision figée, arrêtée à un moment donné du temps, de ce qui se passe entre deux personnes en interaction. C'est la conception de la communication de Shannon, celle des rapports entre un émetteur et un récepteur. Mais le problème que devait résoudre Shannon était lui-même linéaire : il s'agissait, pour le compte d'une compagnie de téléphone, de diminuer au maximum les *bruits* de la communication pour que les deux interlocuteurs s'entendent et se comprennent. Dans le schéma linéaire, qui a prévalu longtemps, nous sommes dans des situations de *monologues* et *d'explications* causales. On explique les actions et réactions de Bernard par les propos et agissements d'Amélie et vice et versa, ce qui contribue dans l'esprit de chaque partenaire à l'idée qu'il a raison, et donc à l'aggravation de maints conflits dans lesquels chaque adversaire dit « C'est de ta faute » ou « C'est toi qui as commencé ! ».

Dans le schéma cyclique, les deux partenaires sont actifs et présents dans la relation en permanence, et les effets d'une interaction deviennent à leur tour des causes de la suite. C'est ce qu'on a appelé la *rétroaction* ou *effet feedback*. La communication cyclique est

---

1. Kourilsky Françoise, *op. cit.*

donc basée d'abord sur l'art de *faire parler et d'écouter* l'autre, donc de mieux le connaître avant de dialoguer et de tenter de le changer, tandis que la communication ordinaire est souvent basée sur le monologue : nous parlons aux autres pour leur expliquer ce que nous pensons et nous croyons naïvement que cela suffira pour les convaincre et les amener à penser comme nous.

Mais, l'art de convaincre, ou l'art d'influencer, obéit aux mêmes lois que les arts martiaux : pour vaincre l'ennemi, il faut que je connaisse bien comment il fonctionne, aussi bien physiquement qu'intellectuellement. Comme au poker où l'observation joue un grand rôle, l'art de faire changer d'avis les autres, de les séduire, de les convaincre… demande que je sache me servir de leurs forces et de leurs faiblesses.

Toute communication efficace est centrée sur l'autre. C'est pourquoi le schéma de la communication cyclique commence par l'observation, l'interrogation, l'analyse de l'autre. Ce qui suppose le faire parler, l'écouter et retenir ce qu'il a dit ou fait pour m'en servir plus tard. Une fois que j'estime avoir récolté suffisamment d'informations sur le partenaire, je commence à agir en continuant à le faire parler en développant ses points faibles pour l'amener à partager mes idées. En dialoguant je change sa vision du sujet traité progressivement en lui faisant adopter… non pas mes opinions et mes croyances (cela, ça ne marche pas) mais, dans un premier temps, mon langage.

Dans la communication dite linéaire, l'émetteur parle ou agit en fonction de ce qu'il veut dire ou faire avec l'interlocuteur, sans trop se soucier ensuite de la façon dont l'autre comprend ce qui a été dit et de la façon dont il interprète le message (le M'), donc sans contrôler la suite de son message. Au contraire, dans la communication cyclique, le personnage émetteur ne s'exprime qu'après avoir fait parler l'autre et compris comment il fonctionne. La communication cyclique est plus efficace, car elle agit comme un thermostat : elle mesure où en est l'autre, elle analyse ce qu'il dit et fait, puis ensuite agit en conséquence et en fonction de son objectif. La communication cyclique est un processus en trois temps, alors que la communication linéaire ne possède qu'une étape.

En comparant cette analyse au schéma linéaire, nous voyons tout de suite une grande différence : alors que la communication linéaire s'adresse indifféremment à tous les partenaires, tous les clients, tous les collaborateurs, tous les Français, la communication cyclique ne s'adresse à chaque fois qu'à une seule personne, et nous ajouterons notre expression fétiche : *ici et maintenant*. Nous sommes donc ici beaucoup plus proches du concret que précédemment.

Pour comprendre ce schéma, nous avons supposé qu'Amélie et Bernard dialoguent sur un sujet quelconque et échangent leurs points de vue et qu'Amélie veut convaincre Bernard du bien-fondé de son opinion. Amélie veut amener Bernard à parler (sinon à penser) comme elle : on appellera ce langage le but du dialogue.

En 1, Amélie fait parler Bernard, l'écoute et essaie de mémoriser ce qu'il dit en interprétant le moins possible.

En 2, Amélie constate que le langage de Bernard est encore loin de ce qu'elle veut obtenir : Bernard utilise des mots à lui qu'il va falloir supprimer et n'utilise pas tous les mots d'Amélie.

Une fois cet écart mesuré, en 3, Amélie envoie un message à Bernard en utilisant les mots et expressions qu'il n'a pas encore utilisés. Puis, au tour suivant elle vérifiera si la graine a germé… et si le langage de Bernard a commencé à s'approcher du langage voulu.

Ainsi, au fil des tours de parole, dans la même interaction ou au fil des jours, Amélie infiltrera dans l'esprit de Bernard ce qu'il n'a pas encore dit spontanément et ainsi le changera. Car, en changeant le langage on change les idées.

La communication est cyclique et fonctionne comme un thermostat : je mesure le langage, je mesure l'écart entre celui-ci et celui que je voudrais lui voir adopter, et je décide de continuer dans ce sens ou pas : je chauffe ou j'arrête de chauffer. L'efficacité de mon action provient du fait qu'elle est en permanence adaptée au langage, aux opinions et aux comportements de mes interlocuteurs au lieu de se baser comme dans la communication linéaire sur mon aptitude à bien parler pour convaincre. Ainsi, le travail du commercial ou du « polémiqueur », n'est plus de chercher à convaincre le prospect, mais d'enrichir et de modifier son langage en le rapprochant du langage voulu. C'est ainsi que fonctionne notre jeu-outil POLEMIOS®. On amène l'autre à faire ce qu'on voudrait qu'il fasse en actionnant des leviers présents dans son esprit et non plus en mettant en avant nos propres arguments.

— Le Jeu POLEMIOS®

C'est la partie la plus percutante de tous nos outils et cours d'analyse relationnelle, celle qui plaît le plus en général, car cette fois il ne s'agit plus de se changer soi-même mais d'apprendre à changer les autres. POLEMIOS®, ou Jeu de la polémique, apprend aux stagiaires une autre façon de faire changer les autres, qui n'utilise ni la force ni l'argumentation, mais une façon plus détournée d'agir. POLEMIOS® s'est construit à partir de l'inefficacité de nos façons habituelles d'agir quand nous voulons faire changer quelqu'un d'avis.

POLEMIOS®, c'est un jeu de cartes, un manuel et un stage collectif en ligne. Et l'une des cartes les plus importantes du jeu s'intitule : partitionner les concepts. Elle consiste à apprendre aux personnes stagiaires à descendre de la façon abstraite dont un problème polémique est posé au départ vers une carte plus détaillée en décomposant la formulation du départ en sous- ensembles de concepts de plus en plus précis, jusqu'à arriver à des expressions proches des phrases-récits. C'est d'ailleurs un exercice semblable aux phrases-récits que nous faisons faire au début de toute partie de notre jeu POLEMIOS®.

Le jeu POLEMIOS® dont le but est d'apprendre aux gens à *faire changer d'avis les autres sans jamais leur donner tort*, est un authentique jeu de cartes comportant les 18 cartes de stratagèmes fondamentaux de l'art d'influencer les autres et les 5 cartes des bons comportements pour réussir cet objectif ambitieux.

C'est le jeu suprême pour tous les commerciaux et les managers, mais aussi pour les parents qui ont du mal à se faire obéir ou toute personne désireuse de voir les autres se conformer à leurs avis. Autant dire : tout le monde !

Le Jeu POLEMIOS® nous apprend comment, tout en restant le plus factuel possible, et toujours près du territoire, on peut jouer de stratagèmes pour amener les autres à se rapprocher de nos propres opinions. En même temps, et tout en jouant, nous acquérons une compétence rare et précieuse : savoir nous distancer de nos propres opinions et adopter un réel détachement vis-à-vis des propos des autres. En quelque sorte, POLEMIOS® nous

125

apprend que la spontanéité est souvent un très vilain défaut, quand notre intérêt est en jeu du moins.

Nous avons créé, pour les particuliers seulement, un programme spécial de parrainage pour apprendre le jeu et constituer sa propre équipe dans sa région ou dans sa ville. Pour en savoir plus, consultez le blog du site : http://polemios.com/ ou allez vous inscrire au Programme des particuliers sur le site : http://jeu-polemios.com/.

Être stratégique

Prenons un exemple : un père de famille estime avoir un problème personnel à résoudre avec sa fille aînée qui passe tout son temps sur Internet à jouer et à chatter avec des inconnus au lieu de faire ses devoirs, de lire et d'aider sa mère comme il estime qu'elle devrait le faire. Depuis de longs mois, il s'emploie à l'obliger à changer avec des exhortations du type « Tu devrais… », mais ça ne marche pas. Car il ne suffit pas qu'un ordre soit donné pour que l'autre obéisse. Ses arguments lui semblent bons, ils font appel au rôle traditionnel d'une fille dans une famille bien correcte, ils font appel au sens du devoir, à la gentillesse et à d'autres éléments appelés généralement des valeurs. Oui, mais comme ce ne sont pas les valeurs de sa fille, ils restent sans effet concret sur son comportement.

Tous les soirs, quand il rentre du bureau, ce pauvre père est anxieux à l'avance car il sait qu'il va trouver sa fille en train de jouer sur l'ordinateur et qu'il va encore une fois se disputer avec elle. Mais son entreprise décide de lui faire suivre un stage d'ana-

126

lyse relationnelle et c'est la découverte. La première chose qu'il apprend est que la plupart de nos problèmes relationnels viennent du fait qu'on se les pose. En effet, il suffirait qu'il abandonne l'idée de faire changer sa fille pour que le dit problème soit résolu. La deuxième chose que l'analyse relationnelle lui apprend est qu'il faut décomposer ce qui se passe concrètement dans sa vie réelle, quand il rentre le soir, pour découvrir à quel moment des séquences avec sa fille le problème apparaît. Bref, c'est comme en médecine, il faut trouver là où ça fait mal et soigner d'après le diagnostic.

Rapidement il se rend compte que, dès qu'il met la clé dans la porte d'entrée, il est d'avance énervé de ce qu'il va découvrir, et que la façon dont il salue sa fille est tout sauf aimable. Il ne lui demande jamais comment elle a passé sa journée, il ne s'intéresse pas à ce qu'elle fait… Il s'attend d'emblée à une nouvelle prise de bec avec elle et c'est cette attente qui la déclenche, du moins en partie. Il a appris alors que lorsqu'une solution ne marche pas, il faut faire autrement. Par exemple : sourire à sa fille, lui demander comment elle va, lui proposer une activité commune, s'intéresser à ce qu'elle fait, ce qu'elle veut, etc. Or, il sait maintenant qu'un sourire a toutes les chances d'entraîner un sourire en échange tout autant qu'une engueulade entraîne une engueulade. Jusqu'à présent ils jouaient au jeu du renvoi d'insultes, maintenant il va jouer au jeu des échanges d'amabilité. Comme le dit Palo Alto : il faut apprendre à jouer à de nouveaux jeux. Cela ne marche pas à tous les coups, mais souvent, par action du principe de réciprocité. Le père prend sur lui, et rentre chez lui en souriant à sa fille… et la suite ne se fait pas attendre. Dans les jours qui suivent les rapports père-fille redeviennent affectueux comme avant, d'elle-même (semble-t-il !) elle diminue les jeux sur Internet et accepte de participer davantage à la vie familiale, et cela d'autant plus facilement qu'on ne lui demande rien.

Le père a ainsi appris qu'en changeant le premier sa façon d'agir à un moment précis de la soirée (quand il rentre chez lui), la relation change et par conséquent on a l'impression que sa fille aussi a changé. La leçon est double : pour changer autrui il faut d'abord changer soi-même ses comportements, et tous les changements efficaces se situent dans le concret de *l'ici et maintenant*. Point n'est besoin de faire appel à des valeurs abstraites.

Exercice : Comment résoudre un problème relationnel

Pensez à une relation actuelle qui n'est pas satisfaisante avec une personne donnée. Cela peut être n'importe qui de votre entourage, aussi bien personnel que professionnel. Prenez une feuille blanche et écrivez en deux paragraphes : une description de la relation telle que vous la voyez, puis, en quelques lignes (de 10 à 20 environ), comment vous allez vous y prendre pour améliorer cette relation.

Pour cet exercice et l'exercice du chapitre suivant (p. 136), vous pouvez nous envoyer vos réponses et vos résultats pour qu'ils soient commentés (pierre.raynaud@le-mot-chien-ne-mord-pas.com, il suffit de s'inscrire gratuitement). Une fois que vous avec fait les autres exercices et que vous en avez eu la correction, vous pouvez reprendre dans les deux textes la façon dont vous avez défini votre problème et comment vous pensez pouvoir le résoudre, sur le plan de l'axe abstrait-concret. Chaque fois que vous trouverez un mot, une expression ou une phrase trop abstrait qui ne suffit pas à vous donner la marche à suivre, remplacez-les par un autre mot, expression ou phrase, plus concret constitué de faits et d'actions précises.

Évaluez en quoi vous êtes maintenant devant une meilleure façon de poser le problème et/ou de le résoudre. À moins que, trouvant qu'il était impossible d'être concret, vous ayez découvert que votre problème n'existait pas.

Dépasser les handicaps de la généralisation

Pour désigner un ensemble de personnes ou de notions, ou de n'importe quel autre élément, on peut procéder de deux façons. Si ces éléments ne sont pas trop nombreux, on peut les compter et les nommer séparément, on dit par exemple que « Sylvie et Julie jouent dans la cour » comme le dit Alfred Van Vogt dans la trilogie des non-A, mais s'ils sont trop nombreux on préfère dire « Les petites filles jouent dans la cour ». On comprend tout de suite que cette deuxième formulation est plus abstraite que la première. C'est déjà une généralisation, une façon moins précise de parler. Dans le jargon des spécialistes de la logique et de la sémantique générale on dit pour la première façon que nous pensons *en extension* et pour la seconde *en compréhension*.

Notre culture nous prédispose à penser *en compréhension*, en termes d'ensemble plutôt qu'en termes d'éléments. Une mère de famille dira : mes enfants, même quand elle n'en a que deux ; elle n'utilisera le prénom que pour parler d'un seul de ses enfants.

Cette tendance générale de notre cerveau nous prédispose à regrouper sans cesse les observations différentes, multiples et variées que nous recevons en permanence de façon quasi automatique et passive, et de les classer dans des *tiroirs sémantiques* ce qui a pour avantage de clarifier et de simplifier notre monde. Toutes les observations que nous regroupons sous un nom unique deviennent en quelque sorte des synonymes. Mais cet avantage entraîne un inconvénient majeur : en simplifiant le réel, et en regroupant les nuances sous un seul mot, on appauvrit notre vision, on réduit la variété et la richesse de notre monde. Généraliser ce n'est rien d'autre que dresser une carte générale peu détaillée de nos observations, s'éloigner des faits pour aller vers un niveau plus abstrait. En passant de l'extension vers la compréhension.

Le processus a déjà été décrit parfaitement dans les livres sur le sujet. Dans mon livre : *Tous racistes ? Analyse relationnelle des mécanismes du racisme,* j'ai montré clairement comment le racisme vient aux hommes de façon quasi inévitable. Dans ce cas particulier, la généralisation fonctionne en deux temps. Dans un premier temps, nous remarquons ce qui est minoritaire car différent de la majorité, c'est une tendance naturelle, inévitable, et permanente de nos processus cognitifs. Si nous décrivons un homme que nous croisons, et qu'il est blanc nous n'avons pas besoin de nommer sa couleur de peau, mais s'il est *noir* on ajoutera ce qualificatif à notre description. Parce que, chez nous, les Blancs sont majoritaires et qu'à défaut de précision, un homme est blanc. Car à ce moment-là l'adjectif *noir* aura valeur de description complémentaire. C'est ainsi que notre esprit fonctionne. Ainsi, si je vois un jeune Noir dans le métro voler le collier d'une vieille dame, j'aurai tendance plus rapidement à penser que les Noirs sont des voleurs que si le voleur était un Blanc.

130

Ainsi, ce que certains appellent *racisme* n'est parfois qu'une caractéristique cognitive de nos cerveaux. C'est aussi pourquoi, et c'est la thèse que nous avons développée dans le livre, c'est en changeant notre façon de raisonner, en changeant nos processus cognitifs, que nous pourrons lutter contre le fléau du racisme. À condition toutefois de ne pas pratiquer l'amalgame et de ne pas voir du racisme là où il n'y en a pas. N'oublions pas : le mot *racisme* n'est pas du racisme. Lutter contre le racisme n'est pas si difficile que cela si le diagnostic est bien établi : il suffit d'inculquer aux gens la capacité à observer des individus sans les classer dans des tiroirs abstraits. Mais nous ne voyons aucun groupe, aucune association, aucun parti politique, faire cela. Au contraire les fameux groupes dits antiracistes, nombreux et peu représentatifs au demeurant, font le contraire : ils attisent le racisme, le sèment et le font germer en stigmatisant des comportements normaux comme étant du *racisme*. On ne lutte pas contre les comportements racistes par des sermons abstraits basés sur le « *Ce n'est pas bien* »… mais en montrant, au niveau des actions concrètes, à quel point telle ou telle personne, différente de nous en apparence, mérite aussi notre respect. Finalement ce que nous disons là c'est qu'on peut lutter contre le racisme en apprenant aux gens à penser le concret, le différent, à voir les éléments, les individus et en oubliant nos préjugés et nos jugements normatifs sur telle ou telle catégorie de gens. Bref, en leur apprenant *le langage du réel*. Cessons de parler des Noirs ou des Arabes, mais parlons de notre voisin Ahmed. Observons comment il se comporte avec nous et avec les autres. Et si l'on pense que le voisin camerounais est vraiment con, (bien que le mot *con* soit encore un jugement, donc à éviter en soi), ce n'est pas grave si c'est vrai et ce n'est en rien du racisme. Coluche l'avait bien dit déjà (cité de mémoire) : « Il n'y aura plus de racisme le jour où l'on pourra traiter un arabe de con sans être traité de raciste. »

Se changer soi-même

*« Si nous ignorons le caractère illusoire du Moi,
nous ne nous connaissons pas vraiment[1]. »*

Taisen Deshimaru

Au sujet du Moi, nous avons peut-être, modestement, scellé notre pierre au monument aux morts de cette ancienne conception de l'homme avec un test de personnalité que nous avons créé : *l'adjectivogramme*. Mais avant, regardons quelques définitions du Moi habituellement admises. Il y a d'abord le Moi dans la littérature freudienne, un des trois larrons qui nous constituent, avec ses deux copains, le Ça et le Surmoi. Évacuons-le tout de suite et rangeons-le dans le tiroir des vieilleries. Dans un sens plus quotidien, il y a le moi auquel nous faisons tous référence quand nous disons « Moi, voilà comment je suis ». Dans ce cas, le moi désigne l'ensemble de

---

1. Deshimaru Taisen, *op. cit.*

notre personnalité : le *moi* est aussi le *je*. Parler de moi c'est parler du fameux *qui suis-je ?* Pour l'analyse relationnelle, cette question n'a non seulement aucun sens, mais chercher à y répondre ne peut que nous rendre malheureux, quand ce n'est pas complètement fou. Mais, suis-je aujourd'hui celui que j'étais voici quarante ans ? Il semble que non si je me réfère à mes croyances de l'époque, à mes habitudes et à mon mode de vie d'alors… Mais alors si le moi est fluctuant, divers d'une époque à l'autre, ma personnalité l'est aussi ! Et je ne suis pas aujourd'hui ce que j'étais hier, je ne peux parler que de moi, *ici et maintenant.* Nous y revoici !

La psychologie classique, assez généralisante et abstraite, raisonne à partir d'une réalité fixe et permanente, à qui elle accorde toutefois des fluctuations mineures au fil du temps. Et tous nos actes, nos décisions, sont expliqués, validés ou invalidés par notre personnalité. « Si je fais ça c'est parce que… » et « Je suis comme ça et je n'y peux rien ! ». Si nous changeons nos habitudes, si nous adhérons à une nouvelle idée, nos amis nous disent : « Cela ne te ressemble pas. » Le moi, fixé une fois pour toutes, semble incompatible avec des changements d'opinions et de comportements. Le concept d'un moi permanent nous piège et nous oblige à rester cohérents avec lui. Sinon les critiques pleuvent : « Tu te contredis, ce n'est pas ce que tu disais hier, l'année dernière, il y a dix ans… » Nos amis ressentent et finissent par nous faire ressentir ce que nous appelons la dissonance cognitive, quand nos actes ne sont pas en accord avec nos paroles ou avec nos pensées.

Car ce sont souvent les autres qui nous disent ce que nous sommes, et si nous avons de bons rapports avec eux, nous les croyons ; on nous donne des étiquettes, que nous fixons fièrement à nos esprits comme les étiquettes à l'oreille des vaches :

> *« Mettre une étiquette à quelqu'un, c'est le définir, le réduire à des caractéristiques générales et déprécier ses particularités individuelles, c'est le priver de sa liberté et le rendre impuissant, car c'est aussi l'obliger à accepter qu'il n'a pas le contrôle sur sa propre vie puisqu'il est limité aux caractéristiques prévues par l'étiquette. Étiqueter quelqu'un, c'est prendre du pouvoir sur lui de manière unilatérale en ne lui laissant que la possibilité de valider le label[1]. »*

Demandons à nos relations ou à des gens dans la rue : comment vous définiriez-vous ? Comment définiriez-vous votre personnalité, ce que vous êtes ? C'est un exercice que tout le monde peut faire et j'engage le lecteur à le pratiquer de temps à autre. Les réponses seront des descriptions en termes de jugements, d'opinions sur soi-même en très grande partie et accessoirement en termes de comportements.

Mieux définir sa personnalité

Nous l'avons compris, les adjectifs sont des mots de la carte pour nous désigner, et me dire *aimable* ne me rend pas aimable pour autant. Pour cela il faudrait observer ce que je fais tous les jours et mesurer dans mes actes ce qui pourrait se classer dans une hypothétique case *aimable* et ce qui au contraire pourrait se classer dans les cases du *franchement désagréable.*

Ce que je suis ne peut se définir mais devrait pouvoir se décrire en termes d'actions concrètes, de relations avec les autres. Dans tous

---

1. Wittezaele Jean-Jacques, *op. cit.*

nos cours nous faisons pratiquer à nos stagiaires un exercice apparemment simple mais qui souvent s'avère impossible à faire. Nous leur disons : puisque vous vous définissez comme *autoritaire*, alors vous devez pouvoir écrire des séquences concrètes de votre vie dans lesquelles vous avez été *autoritaire*. Et bien environ une personne sur deux n'y arrive pas du premier coup et tombe dans le piège de définir un adjectif, toujours abstrait par d'autres adjectifs tout autant abstraits. On ne sort pas de la Carte et le mot *chien* continue de mordre.

Les phrases-récits

Choisissez un adjectif qui vous caractérise particulièrement bien (un adjectif pour lequel vous vous dites : ça, c'est bien moi) et décrivez, dans des séquences comportementales et relationnelles précises, quand, où, avec qui, dans quel contexte, vous avez été *cela*. Je vous donne un exemple : je me dis autoritaire et j'illustre cet adjectif qui me correspond bien avec des phrases du type de : « Lundi dernier, ma femme voulait aller au restaurant manger une bonne viande, et moi je voulais aller manger chez le vietnamien. Je lui ai dit : pas question on mange déjà trop de viande, et nous sommes allés manger des nems. » Je dis que cette phrase est très proche du réel, du concret ou du territoire, car elle indique ce que je fais concrètement, quand, avec qui, etc.

Relisez les exemples cités dans ce livre et envoyez-nous vos exercices par courrier électronique à l'adresse pierre.raynaud@le-mot-chien-ne-mord-pas.com pour recevoir nos commentaires.

Pour revenir au sujet de ce livre, me dire autoritaire c'est un mot, alors que décrire mon comportement avec ma femme comme ci-dessus, c'est déjà une réalité, même si ce n'est que ma réalité subjective.

Aussi curieux que cela puisse paraître, il y a une personne sur deux qui a du mal à faire cet exercice mais il y a même parfois des gens qui n'y arrivent pas du tout. Cela signifie que l'adjectif dans lequel ils se reconnaissaient ne correspond nullement à la réalité de leurs comportements. Nous aimons parfois un adjectif et nous ne nous rendons pas compte que nous ne sommes pas ce que cet adjectif peut désigner. Ou l'inverse. Je vais donner pour clore ce paragraphe un exemple : il ne me serait jamais venu à l'idée de me dire *complaisant*. Cet adjectif ne me plaisait pas du tout, la complaisance étant pour moi assimilée à de la faiblesse, etc. Et pourtant, en faisant des exercices de phrases-récits, j'ai trouvé maints exemples dans lesquels je me suis montré complaisant et très peu dans lesquels je ne l'étais pas.

En clair si le mot *chien* ne correspond à aucun animal vivant, c'est que ce mot n'a rien à faire dans notre vocabulaire. Un mot qui ne correspond à aucune réalité, c'est comme la carte d'un pays imaginaire, une île au trésor. C'est pourtant le cas d'un très grand nombre de mots de nos dictionnaires, mots abstraits, ne désignant aucune réalité concrète, tels que la justice, la liberté, la démocratie, etc. Donc, pour les adeptes du langage du réel, la personnalité, le moi, ne sont que des mots ne correspondant à rien de concret, juste une façon habile de désigner un fantôme flou. Ma personnalité censée représenter mon moi évolue sans cesse au gré des relations et interactions concrètes que j'ai avec mes semblables ; on ne peut la saisir, la décrire, donc elle n'a qu'une valeur symbolique.

C'est l'une des grandes thèses de l'école de Palo Alto pour qui les relations que j'ai avec les autres sont plus importantes que les individus par eux-mêmes.

Exercice

Choisissez un adjectif vous caractérisant bien et ensuite écrivez de cinq à dix *scenarii* de la vie courante illustrant cet adjectif. Faites des phrases courtes, qui doivent mentionner : ce que vous faites exactement, avec qui, quand, où, dans quelle occupation… et le plus de renseignements précis sur ce qui se passe.

Pour vous aider, voici quelques exemples réussis et quelques exemples ratés de ce type d'exercices pris parmi les travaux de quelques stagiaires anonymes. Pour l'adjectif accueillant, voici ce qu'écrit le stagiaire DD :

« J'aime sourire lorsque mon ami Guy passe à la maison prendre l'apéro en fin de semaine, comme ce fut le cas ce vendredi 12 mars. »

« Lundi matin, rue Saint-Lazare, j'étais le premier dans la salle et disponible pour recevoir les neuf stagiaires qui s'étaient inscrits sur le thème de l'approche sophrologique pour gérer son stress. »

« J'ai, par une blague, détendu le stress de Géraldine ; *j'ai remarqué qu'elle se rongeait les ongles et fronçait les sourcils,* au cours de notre entretien de ce matin. »

« Je vous en prie, gardez cette place si elle vous convient ! », ai-je répondu à ma voisine de train qui venait de comprendre que le numéro du siège ne correspondait pas à celui indiqué sur son titre de transport.

Préalablement ce même stagiaire avait écrit une phrase erronée du type : « Je suis accueillant parce que j'aime recevoir », ce qui est presque une tautologie car cela revenait à dire : je suis accueillant parce que je suis accueillant. D'une façon générale dans cet exercice évitez les formules contenant « *parce que* » car un récit n'est pas une démonstration.

Voici une phrase qui n'est pas bonne et qui est censée illustrer le fait que je ne suis pas *assurée* : « Je manque d'assurance et je perds mes moyens lorsque je fais face à quelque chose ou à quelqu'un que je ne connais pas bien, ou que je considère plus "intelligent" ou compétent que moi. » Je pense que vous voyez en quoi cette phrase, n'est pas une phrase-récit. C'est moins abstrait que l'adjectif certes mais encore généralisant. La revoilà avec, en italique, les parties de la phrase qui doivent être modifiées et précisées. « Je manque d'assurance et *je perds mes moyens* lorsque je fais face à *quelque chose* ou à *quelqu'un* que je ne connais pas bien, ou que je considère plus "intelligent" ou compétent que moi. » Il faut préciser :

- comment se manifeste le fait de perdre ses moyens : on rougit, on tremble, etc. ;

- citer un exemple du quelque chose ou du quelqu'un ;

- donner une date, une heure, un lieu où l'action se passe, etc.

Pour vous aider, et savoir si la phrase est vraiment concrète, lisez-la en essayant de vous représenter comment elle peut être traduite en images de film. Dans un film, il y a les protagonistes, ils sont visibles, il y a un lieu, un temps, une action précise… et bien c'est cela qu'il faut retrouver dans la phrase.

Rappelons que si ne pouvez pas écrire plus d'une ou deux phrases pour un adjectif vous désignant, c'est que cet adjectif ne peut faire partie de votre portrait, c'est que vous aimez le mot *chien*, mais pas celui qui vous donne ses puces. Après avoir fait cet exercice, venez ensuite sur le site nous le poster, nous vous ferons des commentaires gracieusement.

C'est l'exercice principal dans tous nos cours. Par exemple, après avoir interrogé une centaine d'inspecteurs d'assurance sur le thème « Comment voyez-vous votre relation avec vos clients ? », nous avons, pour simplifier, obtenu trois types de réponses. Il y avait ceux qui décrivaient par le détail leurs expériences et leur vécu avec le client X, Y, Z, etc. ; ceux qui disaient : j'ai trois (ou deux ou quatre…) sortes de clients… ; et ceux qui se sont avérés incapables de parler de la relation sinon pour dire : j'ai de bonnes relations avec mes clients. Je laisse deviner quels sont les meilleurs commerciaux et les moins performants. Il y avait même un parallélisme frappant entre les déclarations verbales des inspecteurs et leurs résultats en termes d'efficacité.

Pour en terminer avec ce chapitre décrivant ce que nous entendons par le terme de *personnalité*, et comment nous définissons notre moi, on voit clairement que, dans l'optique d'un langage du réel, notre personnalité ressemble à une anguille qui ne se laisse pas attraper facilement, on l'aperçoit mais on ne la fixe pas, elle file sans cesse d'un endroit à un autre. En admettant qu'une personne ait la patience de collecter tous les adjectifs et expressions pouvant la désigner, et qu'ensuite, elle écrive une dizaine de récits sur chaque expression, l'ensemble de ces phrases-récits pourrait constituer un bon portrait de ce qu'on pourrait appeler sa personnalité, mais à condition d'ajouter le fameux : *ici et maintenant,* ce serait sa personnalité au moment où les phrases ont été écrites. Car, dès demain, elle sera quelqu'un d'autre.

« Autrement dit, si vous brossez le tableau complet de la vie quotidienne d'une personne, de ses relations et de ses expériences récentes, alors "le comment et le pourquoi" deviennent limpides comme de l'eau de roche[1]. *»*

---

1. Wijnberg Jeffrey., *op. cit.*

Un outil de diagnostic : l'adjectivogramme

L'adjectivogramme est un test dans lequel les individus se positionnent par rapport à 170 adjectifs, parmi les plus courants de la langue française. Personne n'hésite à répondre, car il est facile de se dire « autoritaire », « aimable », « créatif », « rationnel », etc. Il est intéressant de voir que certains adjectifs ont manifestement la cote auprès de nos contemporains : ce sont généralement les adjectifs laudatifs, ceux qui donnent de nous un portrait avantageux. On l'a vu (p. 18), en effet, un travail effectué auprès de 800 personnes a montré que généralement les Français se disent « honnêtes », « fidèles », « actifs », « humains », etc., et j'en passe.

Comment fonctionne ce test exclusif et que contient-il ? L'adjectivogramme se compose donc de 170 adjectifs parmi les plus courants de la langue française pouvant aider à nous définir. La personnalité est ici définie à l'aide de 8 critères de base comportant 17 modalités. Ainsi chaque modalité de la personnalité sera représentée par 10 adjectifs. Examinons rapidement les 8 critères mesurés par le test. Et d'abord pourquoi ces 8 critères ? Il s'agit des 8 dimensions les plus pertinentes pour expliquer pourquoi certaines personnes réussissent leurs entreprises alors que d'autres comme nous le disons souvent, sont expertes dans l'art d'échouer. Bien sûr sur le plan du thème de ce livre, il est clair que chaque critère, chaque modalité, chaque adjectif appartient à notre langage habituel donc abstrait et c'est pourquoi, juste après l'adjectivogramme, nous proposons à nos stagiaires de travailler les adjectifs qu'ils ont notés dans leur portrait en les transformant en phrases-récits concrètes.

En cochant les adjectifs qui, selon eux correspondent bien à ce qu'ils sont réellement, les personnes testées nous présentent des profils toujours uniques, toujours différents, *dans l'ici et maintenant* comme nous allons le voir.

Le critère hiérarchique

À chaque instant de notre vie, et dans toute occasion, lorsque nous nous trouvons face à quelqu'un ou que nous observons une personne, nous nous sentons vis-à-vis d'elle :

- soit en position supérieure ou dominante ;
- soit en position égalitaire (ou dit aussi symétrique) ;
- soit en position inférieure ou dominée.

Si je joue aux échecs avec un grand maître, je me sens clairement dominé, surtout quand je perds en cinq minutes. Mais si ensuite nous devisons sur les choses de la vie, je me sentirai en position égalitaire avec lui, et si, plus tard dans la soirée, je lui explique l'analyse relationnelle, je me sentirai en position dominante. Je suis au restaurant et j'observe la table d'à côté, je juge les gens que je vois presque sans y penser, j'observe leur tenue à table, leurs vête-ments… et j'ai envie de dire : « Ce sont de pauvres gens, ils n'ont pas l'air intelligents. » Certes je sais que c'est une opinion qui ne repose sur rien, mais elle me vient spontanément, et je me sens momentanément supérieur à eux. Il s'agit bien de positions sub-jectives et toujours *ici et maintenant* et nullement d'un quelconque sentiment de supériorité ou d'infériorité permanent. Certaines personnes sont plus souvent dominantes que dominées, d'autres ne sont bien que dans l'égalité (ce sont d'ailleurs les plus nombreuses), nous avons ainsi une première typologie uniquement avec ce premier critère :

- les dominants, égalitaires ou dominés purs ;
- les mixtes (dominants et égalitaires, etc.) ;
- enfin ceux qui adoptent les trois positions, selon les cas.

Le climat des relations

À chaque instant de notre vie, et en toute occasion, lorsque nous nous trouvons face à quelqu'un ou que nous observons une personne, nous nous sentons vis-à-vis d'elle :

- en position coopérative, dite aussi de paix ;
- ou en position antagoniste, dite aussi de guerre.

Là encore, nous savons qu'il existe des guerriers purs et des pacifiques purs, mais aussi des personnes qui savent être les deux. Avec mon épouse, quand nous regardons la télévision, je me sens pacifique, et j'aime à croire qu'il en est de même pour elle. Quoique !

L'intérêt de l'adjectivogramme est de pouvoir affiner le portrait de chaque personne testée en croisant tous les critères entre eux. Par exemple en croisant seulement ces deux premiers critères, nous obtenons 6 sortes de gens, et pour simplifier, nous prenons en analyse relationnelle l'habitude de coder ces positions par des lettres :

- les dominants pacifique ($>$, P) ;
- les dominants guerriers ($>$, G) ;
- les égalitaires pacifiques ($=$, P) ;

- les égalitaires guerriers (=, G)
- les dominés pacifiques (<, P) ;
- les dominés guerriers (<, G).

La ponctuation

À chaque instant de notre vie, et en toute occasion, lorsque nous nous trouvons face à quelqu'un ou que nous observons une personne, nous nous sentons vis-à-vis d'elle :

- en position entreprenante, quand nous allons vers elle, quand nous lui proposons quelque chose, quand nous nous adressons à elle ;
- ou en position réactive, quand nous lui répondons, quand nous acceptons ce qu'elle nous propose, etc.

On reconnaît les entreprenants ou les réactifs à la façon dont ils racontent ce qui vient de se passer. L'entreprenant dit « Je suis arrivé chez moi, et j'ai vu que… », alors que le réactif dira « Il est venu dans mon bureau et m'a demandé… ». Palo Alto dit que ces deux personnes n'ont pas l'habitude de ponctuer de la même façon les séquences relationnelles. Les unes font débuter l'action à leurs propres comportements, les autres à leurs réactions. On codera : En et Réa ces deux modalités. Il existe là aussi des personnes qui savent faire les deux, selon…

Maintenant imaginez un dominant guerrier et entreprenant de surcroît : un vrai dictateur.

Le degré d'énergie

Ce n'est pas à proprement parler un critère relationnel, mais plutôt une façon générale de se comporter selon qu'on a l'habitude de vivre en montant le son ou en sourdine. Évidemment, plus ce degré d'énergie est fort, plus la personnalité et les autres caractères seront accentués. On codera : E+ et E-.

Le détachement

À chaque instant de notre vie, et en toute occasion, lorsque nous nous trouvons face à quelqu'un ou que nous observons une personne, nous nous sentons :

- calme ;
- ou exalté.

C'est un critère important bien que pas entièrement relationnel, et nous savons que ceux qui savent garder leur calme ont presque toujours un atout de plus en cas de conflit. Celui qui s'énerve a déjà perdu, sauf si c'est un stratagème. On codera : Ca et Ex.

Le centre de la relation

À chaque instant de notre vie, et en toute occasion, lorsque nous nous trouvons face à quelqu'un ou que nous observons une personne, nous nous sentons vis-à-vis d'elle :

- centré sur le je (moi) ;
- centré sur le tu (l'autre).

Dans nos analyses relationnelles, issues d'observations, nous ajoutons parfois le parent pauvre de ce critère : le centré sur le nous, c'est-à-dire sur la relation elle-même. On codera : C/S et C/A.

Prenons des exemples de phrases illustrant ces trois modalités. À la question « Comment voyez-vous votre relation avec votre femme ? » :

- celui qui est centré sur soi dira : « Dans l'ensemble je l'aime beaucoup sauf quand elle cherche à me commander… » ;
- celui qui est centré sur l'autre dira : « Elle est très gentille, elle aime faire plaisir même quand c'est à son détriment… » ;
- et celui qui est centré sur le nous dira : « Nous formons un couple assez uni ; ensemble nous faisons presque tout, aussi bien dans le travail que dans les loisirs… ».

On devine après avoir lu ce livre que l'auteur favorisera les phrases centrées sur le nous puisque la relation, non seulement existe en dehors de ses protagonistes, mais encore qu'elle est plus importante qu'eux.

Quant à notre dictateur de tout à l'heure, s'il est centré sur lui, il ne verra même pas les autres, mais s'il est centré sur les autres, il n'en sera pas moins dangereux car alors il sera, en outre, un grand manipulateur.

Rationnel et intuitif

Encore un critère qui n'est pas relationnel mais appartient au domaine du cognitif. Classiquement ce que l'on appelle souvent le cerveau droit et le cerveau gauche. On peut faire remarquer que ce critère recouvre en partie l'opposition contenu/relation telle que Palo Alto l'a définie. En effet, le rationnel traite essentiellement des objets, des concepts, des dossiers : c'est un juriste, un chercheur, etc., alors que l'intuitif sera un artiste et traitera plus facilement des relations humaines. D'une façon générale, le rationnel aura une vue plus abstraite de sa vie et des autres que l'intuitif. On codera : Rat et Int.

Stratégique ou rigide

En fait devenir stratégique est la finalité que recherchent la plupart des stagiaires en analyse relationnelle. Être stratégique peut se définir ainsi : faire ou dire à tout moment avec les autres ce qui nous rapproche de notre objectif. Le stratégique doit avoir une plus grande souplesse relationnelle, pouvoir à tout moment, *ici et maintenant*, s'adapter à la situation, à ce que l'autre vient de dire, à ce qu'il connaît de l'environnement. Le stratégique maîtrise mieux ses relations, arrive plus souvent à ses fins et possède un pouvoir de persuasion sur les autres plus important. C'est bel et bien l'objectif de nos stages, car en même temps le stratégique est plus pragmatique et se situe chaque fois qu'il le peut au niveau du réel, du territoire. Le stratégique quand il veut obtenir quelque chose et qu'il sait que cela sera difficile, commence par ne pas le demander mais par faire un pas vers l'autre, et lui offrir un cadeau, matériel ou non. Il utilise des stratagèmes subtils et on dit souvent de lui qu'il manipule les autres. Ce qui n'est pas totalement faux.

Plusieurs adjectivogrammes sont possibles : celui qui donne le portrait en réponse à la simple question « Comment vous voyez-vous ? » ; celui qui donne un portrait à 360 degrés en comparant les réponses « Comment je me vois » et « Comment je pense que les autres me voient » ; celui qui croise les réponses de deux personnes en relation, et qui est très utile dans les interventions et médiations conjugales. Mais depuis quelque temps, nous utilisons essentiellement celui qui nous semble le plus dynamique et le plus utile : celui qui compare comment une personne se voit *ici et maintenant* et comment elle voudrait être (ou se voir). Cet adjectivogramme donne quasi automatiquement des pistes d'évolution et on peut créer un stage spécifique pour cette personne, uniquement avec les résultats de ce test. On l'appelle *l'adjectivogramme de changement.*

A priori, on peut croire que les résultats de ce test confirment l'idée d'une personnalité précise et stable pour chacun d'entre nous. Mais deux observations vont cependant aller clairement à l'encontre de cette croyance. La première nous est apparue lorsque nous avons fait passer plusieurs fois le même test à la même personne, à quelques mois d'écart. Les résultats sont différents et parfois même très différents, voire contradictoires. Est-ce à dire que nous changeons en permanence ? Oui, si nous admettons l'idée que des adjectifs puissent être représentatifs de notre personnalité. Ce test, comme tous les tests de personnalité passés en dehors de toute observation concrète de comportements, est un test d'adéquation entre un adjectif (abstrait) et ce que l'on pense être dans la réalité. Les tests ne donnent pas une image fidèle de ce que nous sommes mais plutôt de comment nous aimons nous décrire. Les résultats ne sont que des subjectivités plus ou moins fantaisistes. Si je dis que je suis aimable c'est que je me plais dans ce portrait, mais ce n'est nullement une vérité.

Encore pire, quand nous faisons passer le même test dans des contextes différents, par exemple dans le cadre d'un recrutement ou dans le cadre d'une réunion amicale, là les résultats sont vraiment très différents. Mais ici le biais provient du fait que, dans le cadre professionnel, où je sais que mes résultats vont être lus et épluchés par des *autorités* dont je dépends, je réponds donc en fonction de ce que je crois bon de répondre. D'où d'ailleurs le fait que le candidat va souvent tomber dans des pièges. Par exemple j'ai fait souvent passer le test de l'adjectivogramme à des candidats pour un poste de vendeur ; presque tous ont coché l'adjectif commercial. Ils ne savaient pas que la majorité des bons commerciaux ne cochent pas cet adjectif !

Toute personne intéressée peut passer ce test directement en ligne en allant à l'adresse : http://test-ar.com/index.php?sid=41895&lang=fr (attention, ce test est payant car il faut deux à trois heures à un consultant pour l'étudier et vous donner les résultats avec des conseils de changement adaptés à votre profil, toujours unique. En effet, nous ne donnons pas de conseils standard valables pour tous, car cela serait contradictoire avec notre démarche exposée dans ce livre).

Et si vous souhaitez en savoir plus sur les critères, modalités et autres croisements de critères, vous pouvez consulter le site http://adjectivogramme.com/. Vous pouvez également voir les portraits des gens possédant deux modalités, par exemple dominant + guerrier, en allant sur : http://adjectivogramme.com/resultats/index.html. Comparez alors ces portraits pour voir si vous vous reconnaissez, et ensuite venez passer le test si vous ne l'avez pas passé avant.

Combattre la pensée magique grâce à notre esprit critique

L'esprit critique semble douloureusement manquer à nos compatriotes. Les journaux, la télé, les gouvernants, nous disent comment nous devons voir le monde, ce qui est bon et ce qui ne l'est pas pour nous, et globalement nous les croyons, nous les suivons. On nous dit que le tabac est mauvais pour la santé et on nous assène un nombre de morts faramineux, soit, mais personne ne demande : mais où sont les études ? Et ainsi de tous les sujets : de la vitesse ou de l'alcool au volant, de la santé, de la bonne conduite entre époux et en tant que parents… les gens qui nous gouvernent et toute une clique de personnes dont ce n'est pas le métier nous dictent nos comportements. Et personne ou presque ne semble se demander quelle est la vraie compétence de ces gens-là, quelle est la vérité scientifique de leurs allégations.

Cela provient d'une utilisation généralisée des éléments de la carte, d'une utilisation parfois frauduleuse de nos croyances, et nous sommes manipulés par les paroles, en oubliant de demander des explications, des vraies démonstrations scientifiques.

Sur la plupart des points sur lesquels s'exerce notre jugement, nous n'avons guère évolué depuis l'Antiquité, et même depuis les hommes des cavernes. Nous pratiquons encore tous les jours *la pensée magique*.

La pensée magique est une régression à un mode de fonctionnement archaïque et primitif ; elle consiste à croire que nos pensées ou nos actes verbaux peuvent influencer le cours de ce qui va nous

150

arriver, même quand cela ne dépend pas de nous. Elle consiste aussi à classer les hasards de la vie dans des catégories moins aléatoires et plus rassurantes. D'une certaine façon la pensée magique s'oppose à la pensée rationnelle, mais en réalité on peut les trouver côte à côte chez des gens soi-disant rationnels.

Prenons un exemple. Pas plus tard que l'autre soir je regardais une émission sur TF1 sur le thème : « Les 30 plus grands… », où l'on montrait des choses extraordinaires qui arrivent à certaines personnes. Certains de ces faits étaient véritablement extraordinaires et rares, mais d'autres étaient purement créés par la pensée magique de leur narrateur. Il leur suffisait d'émailler leur présentation de mots clés tels que « paradoxalement », « miraculeusement », « chance », etc., pour les rendre extraordinaires.

Ils ont par exemple montré une femme qui aurait *par miracle* échappé plus de sept fois à la mort. En fait, sur les sept fois, il y en a au moins quatre qui ne sont en rien miraculeuses : la femme en question n'était tout simplement pas là où le drame avait lieu, mais, attention – et l'argument est subtil : elle aurait pu y être, ce qui devait être le cas de quelques millions d'autres personnes avec elle. Ou alors elle était dans un avion qui s'est posé miraculeusement sur l'Hudson et elle en a réchappé : oui, mais tous les autres passagers aussi… Entre parenthèses, je me demande ce que le pilote qui a usé de ses compétences pour atterrir de façon aussi périlleuse, penserait si on lui disait qu'il s'agit d'un miracle.

En fait, la pensée magique est préexistante à ces histoires, elle utilise notre croyance générale à la *chance*. Or la chance n'a aucune existence réelle ; si je gagne deux fois de suite au Loto, ce n'est pas parce que j'ai de la chance, une chance *miraculeuse*, mais par le fait du *hasard*. La tendance à confondre hasard et chance est l'un des exemples notoires de pensée magique.

Les joueurs de jeux de hasard sont souvent sujets à des pensées magiques. Par exemple ils croient qu'après une longue série de noir, les chances (au sens statistique du terme) que le rouge sorte augmentent. Certes le rouge finira par sortir, mais à chaque tirage les chances qu'il sorte sont toujours les mêmes : une chance sur deux. De même, les joueurs de bandits manchots sont persuadés que telle machine les fera gagner plus souvent que telle autre, et qu'une machine qui a déjà été généreuse ne peut plus l'être au cours la même soirée. Ils se livrent alors à des rituels censés leur porter chance.

Un autre exemple : on voit souvent des files de gens qui attendent le bus ou le métro et, de temps à autre, quelqu'un sort de la file et se penche pour voir si l'engin arrive. Bien sûr, c'est de la curiosité, c'est parce qu'ils sont pressés, mais c'est aussi par une croyance antique qui les fait croire que regarder va faire venir plus vite le bus ou le métro.

Changer son quotidien

Le couple

La vie personnelle et familiale est une grande source de langage abstrait. L'on y trouve suffisamment de problèmes relationnels, de conflits et de bagarres pour que les partenaires, conjoints, parents ou enfants, puissent se réfugier dans des explications et des croyances justificatrices. Les relations de couple, en principe, font entrer une difficulté supplémentaire dans la résolution des problèmes et conflits : l'affectif, les émotions et les sentiments sont en effet des éléments qui ne se contrôlent que très difficilement.

Les scènes de ménage, par exemple, sont assez passionnantes à analyser, mais nous savons que notre analyse, quel qu'en soit le sérieux, laissera toujours échapper la partie affective.

Il serait intéressant un jour d'étudier quelles sont les spécificités des relations de couple, mais ici contentons-nous de souligner que la structure familiale actuelle, basée autour du couple avec ou sans enfants, prédispose à des conflits clos, qui tournent en boucle. Et, là comme ailleurs, les protagonistes de ces conflits, bagarres et parfois drames, ne sont pas équipés pour analyser ce qui se passe, surtout quand la passion s'en mêle. Alors, le niveau abstrait de cartes mentales devient tout puissant pour expliquer ce qui se passe, et généralement la conclusion est que : c'est de la faute de l'autre.

Les scènes de ménage peuvent avoir officiellement des causes affectives (« Tu ne m'aimes pas ou pas assez ! ») ou des causes apparemment plus terre à terre (« Tu ne m'aides jamais dans les travaux ménagers ! »), mais rapidement, les reproches entraînent les reproches et les reproches sur les reproches et sur ce que l'autre vient de dire, etc. Ce caractère fluide des disputes conjugales montre que le conflit porte presque toujours sur de multiples points non réglés par le passé. Ici, l'abstrait verrouille le conflit qui va devenir permanent dans la mesure où chaque partenaire possède sa propre explication du pourquoi de ce conflit et comme ce pourquoi est souvent le comportement de l'autre et que nous ne pouvons rien y faire, le conflit devient quasi permanent.

Le travail et les loisirs

Nous avons souvent l'habitude de séparer notre temps de vie en deux ; d'un côté le travail, les relations professionnelles, les conflits propres au monde du bureau ou de l'atelier, et de l'autre la famille, le conjoint, enfants et parents, monde auquel on adjoint généralement une excroissance : les amis. Cette structure mentale, qui apparaît dans les entretiens libres, est très fréquente. Elle est le pro-

154

pre de ceux qui vivent dans le monde des cartes. Ce sont les gens qui divisent leur vie en tranches ; ils disent : en tant que père de famille, en tant que voisin, en tant que cadre chez Machepro, en tant que socialiste, en tant que, etc. Ces gens-là ne mélangent pas non plus les activités au sein d'une même journée ou d'une même période. Par exemple s'ils doivent faire un voyage d'affaires en Italie, il ne leur viendrait pas à l'idée d'en profiter pour prolonger d'un week-end leur voyage de travail pour visiter le lac de Côme ou la vieille ville de Bergame. Mais ils disent : il faudra que je revienne un jour avec ma femme pour bien visiter cette région. Et la plupart du temps, ils ne reviennent jamais. S'ils accompagnent des amis à la gare d'une ville qu'ils ne connaissent pas, ils reviennent aussitôt chez eux sans avoir la curiosité de visiter cette ville ou sa cathédrale ou d'aller manger dans un bon restaurant. Les gens qui vivent dans les cartes cloisonnent ce qu'ils sont et ce qu'ils font.

Au contraire, celui qui vit au niveau du réel considère qu'il est lui-même partout et à tout moment, *ici et maintenant*, aussi bien que *là-bas et un autre jour*. Vivant le plus possible dans le concret, il ne raisonne pas en fonction de l'activité présente, ni des raisons qui l'ont amené là où il se trouve. Le matin il fait une conférence dans une entreprise, l'après-midi il visite le musée archéologique de la ville et le soir va au concert, parfois avec une relation de travail. La plupart de ses amis sont ou ont été des relations de travail ou l'inverse. Les artistes et créateurs en tout genre appartiennent souvent à cette catégorie car ils savent depuis longtemps que l'inspiration ou la bonne idée peut surgir n'importe où, n'importe quand et en n'importe quelle compagnie.

Le temps et l'argent

Une des raisons que nous évoquons souvent pour ne pas avoir fait ou acheté quelque chose se résume en une phrase : « Je n'ai pas eu le temps » ou « Je n'ai pas les moyens ». Certes il arrive que nous soyons débordés et que le temps nous manque, et il arrive aussi hélas que les moyens nous manquent pour nous faire plaisir ou même parfois aussi pour acheter l'essentiel. Mais ces phrases ne sont pas correctes ; car si je n'ai pas eu le temps de téléphoner à ma vieille tante, c'est que j'ai pris le temps de faire autre chose. C'est aussi parfois une façon quelque peu hypocrite de cacher et de me cacher à moi-même que je n'ai pas envie de perdre du temps avec cette vieille chipie. Évidemment il est assez difficile de dire à mon ami : tu n'es pas prioritaire dans mes relations et j'ai pensé à autre chose. Et si je n'ai pas eu les moyens d'acheter des fleurs à ma femme c'est que j'ai eu les moyens d'acheter quelques livres et de me payer une bonne bouteille de Bordeaux d'un prix équivalent à tout un champ de fleurs. Bien sûr, ici ce n'est pas toujours vrai, car il y a aussi les vrais pauvres qui n'ont vraiment rien. Mais même les plus pauvres ont une richesse : ils ont du temps.

En précisant ce que nous avons eu le temps de faire et de ne pas faire, on peut se passer de la phrase trop générale que nous utilisons habituellement.

L'éducation des enfants

Sur ce sujet important dans la plupart des familles avec enfants les sujets de discussion portent sur la difficulté de se situer entre deux axes extrêmes. D'un côté une éducation stricte, un peu à l'ancienne, ce qui suppose des relations inégalitaires d'obéissance des enfants, des limites bien définies de ce que l'enfant a le droit de faire et de ne pas faire, bref, des relations asymétriques dans lesquelles l'autorité a la part belle. Et de l'autre, ce qu'on observe plus couramment de nos jours dans les lieux publics, l'éducation dite *libérale*, ou à la limite les enfants font à peu près tout ce qu'ils veulent. Et comme l'a dit un spécialiste de cette question : l'éducation libérale des enfants par les parents n'est rien d'autre que l'éducation autoritaire des parents par les enfants.

> *« Le père qui se veut politiquement correct doit ne faire aucun cas de sa paternité, ne se vouloir tout au plus que le grand frère de ses enfants les entretenir pendant leurs études et quelque fois au-delà, ne rien leur demander en retour et accepter d'eux toutes les avanies[1]. »*

On en vient à des extrêmes difficiles à comprendre quand on n'a que son bon sens pour appréhender le monde : des enfants qui portent plainte contre les parents, la fessée et la gifle, qui deviennent interdites, la peur de traumatiser les enfants en les obligeant à finir leur assiette, etc. et les grands responsables de cet état de choses sont encore les psys classiques qui prônent ou ont prôné la liberté totale pour les enfants au détriment de la vie et de l'épanouissement des parents.

Ce n'est pas une situation nouvelle. Voici une histoire vraie qui date d'environ quarante ans. Un célèbre psychiatre partisan d'une éducation libérale avait une fille qui faisait absolument tout ce

---

1. Volkoff Vladimir, *Pourquoi je suis moyennement démocrate*, op. cit.

qu'elle voulait, mais vraiment tout. Un jour ils vont dans un restaurant chic (bien sûr il emmenait sa fille partout avec lui) et la gamine avait amené son pot au cas où. Au milieu du repas elle est prise d'une envie, elle se met sur le pot et commence son affaire en se promenant de table en table. Je ne connais pas la fin de l'histoire, mais je me doute que les clients ont dû demander un remboursement du repas. Et bien quand la gamine eut atteint l'âge de ne plus faire popo dans les restaurants, et qu'à son tour elle eut des enfants, elle se fâcha avec son père en lui reprochant de l'avoir mal éduquée en la laissant faire n'importe quoi.

Heureusement, il semblerait que nombre de psychologues soient maintenant plus enclins à raisonner concrètement, surtout ceux qui sont dans la mouvance dite comportementale et cognitive (les TCC). Ils reviennent sur cette permissivité excessive pour admettre que les enfants doivent connaître des barrières et des interdits pour mieux grandir dans des conditions similaires à ce qui les attend plus tard.

Mais quelle que soit l'optique que l'on prend sur le sujet de l'éducation des enfants, il faut savoir qu'il n'y a pas d'éducation absolument meilleure que d'autre, car, après tout, on ne sait jamais quel sera l'avenir des enfants et on ne sait pas du tout quel sera l'impact de notre éducation parentale dans les succès futurs de nos enfants. Beaucoup de parents croient, parce que cela fait plaisir à leur ego, avoir une influence décisive sur l'avenir de leurs enfants en raison de la qualité de l'éducation qu'ils leur donnent. Douce illusion ! Les influences sont tellement nombreuses au fil du temps que le rôle des parents est probablement assez secondaire là-dedans.

Les psys et la maladie mentale

Nous ne pourrons ici que survoler ce thème, qui reste certainement l'un des plus grands nids d'abstractions : l'esprit humain. De quelle nature est-il ? Comment fonctionne-t-il ? Comment en guérir les maladies et réparer les pannes, etc. ?

Tout de suite une déclaration de fond : en tant qu'adeptes de l'école de Palo Alto et des philosophies orientales, pour nous, le Moi n'existe pas, et donc, par voie de conséquence, les maladies mentales non plus, pas plus que la nombreuse famille de mots et de concepts qui vont avec : l'inconscient, le Ça, Le Surmoi, les troubles en –ose, etc. « *Dans les profondeurs de l'âme, il n'y a rien à voir*[1] », dit Jeffrey Wijnberg.

Nous, les pratiquants du langage du réel, sommes donc positionnés à l'opposé des psychologues cliniciens classiques qui pensent réparer l'esprit humain à l'aide d'outils abstraits, de conceptions brumeuses qui ne sont pour nous, au mieux que des façons agréables de passer le temps, au pire des maladies encore plus graves que celles qu'elles prétendent soigner. Il est sûr que la psychologie a pris ces dernières décennies de l'ampleur et qu'elle a fini par se mêler de tout, y compris de ce qui n'est pas de son champ d'action. Comme le dit Wijnberg, « *Au cours de ces dernières décennies, la psychologie est devenue subrepticement la nouvelle religion*[2] ». La psychologie et les psychologues sont partout et se mêlent de tout : des problèmes des enfants à l'école, des conflits familiaux, des traumatismes après des accidents (les fameuses *cellules psychologiques*), etc. Ils ont fini par inculquer à la moindre mère de famille que tout pouvait être psychologique, ce qui est une idée dangereuse dans la mesure où cela ne pousse pas les gens à investiguer plus avant, dans les sphères plus physiques, neurologiques, etc. Tout est dans la tête et tout vient de l'enfance, en gros voilà leur credo. Bien sûr nous caricaturons, nombreux sont les psychiatres et autres psys ayant les pieds sur terre et sachant résoudre des problèmes relationnels avec des méthodes efficaces telles que celle des TCC (thérapies com-

---

1. Wijnberg Jeffrey, *op. cit.*
2. *Ibid.*

portementales et cognitives). Mais la psychologie classique, basée sur le Moi et l'inconscient, a encore de beaux jours devant elle et n'a pas fini de faire des ravages, surtout chez les ignorants. Elle a réussi cet exploit formidable garant d'une longue vie : nous faire parler comme si nous étions nous-mêmes des psychologues. C'est ainsi qu'à la télé on nous parle des catastrophes et des deuils avec des expressions telles que « se reconstruire », « faire son deuil » et autres balivernes difficiles à comprendre de façon concrète.

Citons encore Wijnberg : « *À cette époque où la psychologie était absente, les gens avaient l'habitude de surmonter eux-mêmes leurs difficultés ou de considérer la souffrance comme faisant partie de la condition humaine. Ce qui explique la longévité de dictons tels que "Il faut voir le bon côté des choses", "Nous avons tous notre croix à porter" ou "Toute médaille a son revers"*[1] ».

C'est exactement la position de la philosophie zen : le moi n'existant pas, il ne peut être malade et il faut accepter sa souffrance, pas la combattre. Palo Alto nous dit que la plupart des maladies mentales sont en fait des maladies relationnelles, ce qui fait que si l'on peut améliorer la relation et résoudre les nœuds qui s'y sont formés (et nous le pouvons), le patient se dit guéri. Et s'il se dit guéri il n'y a pas de raison de ne pas le croire. Ces méthodes, comme toutes les méthodes qui ne font pas appel aux explications, qui ne mettent pas en avant le passé mais plutôt l'avenir, l'objectif à atteindre, sont jugées superficielles par les psys classiques.

Pour nous, quand une personne ressent des troubles, ceux que l'on classe généralement dans la catégorie des névroses, il ne s'agit nullement de conflits internes à leur esprit dont l'explication se trouverait quelque part dans leur passé, mais de nœuds relationnels qu'ils ont forgé avec leur environnement et qu'il appartient de défaire comme on défait tous les nœuds : surtout pas en tirant sur les extrémités. Les solutions ne se situent pas dans le passé mais dans l'avenir, car les solutions se trouvent en analysant le chemin qui reste à parcourir pour atteindre le but que l'on s'est fixé. Il vaut mieux utiliser des méthodes superficielles mais efficaces que des

---

1. Kourilsky Françoise, *op. cit.*

160

méthodes savantes qui ne servent à rien et, comme le disait déjà Richard Bandler dans un ouvrage fondateur de la PNL, *Un cerveau pour changer* : « *Lorsqu'une personne dépense 500 francs pour voir un psychiatre au lieu de les dépenser pour faire la fête, ce n'est pas de la démence, c'est de la stupidité[1] !* »

L'on pourrait débattre de ces problèmes pendant des heures, des mois et des années, des tonnes de livres ont été écrits sur le sujet, de quoi déboiser toute l'Amazonie, mais personne ne pourra jamais convaincre personne, car ce sont là deux conceptions du monde et de l'humain qui s'opposent radicalement et qui n'ont aucun langage commun.

Changer le monde

Si nous voulons changer les choses, il faut toujours partir de la réalité telle qu'elle est observable et non pas telle qu'elle devrait être. Il ne faut pas partir des discours pseudo-angéliques de nos politiciens. Si nous partons d'une vision abstraite pour tenter de résoudre un problème concret de société, nous nous trompons de route dès le départ, et nous échouons rapidement dans des impasses. C'est comme si, dans un parking, nous cherchions notre voiture à un étage où elle n'est pas ! Nous allons errer sans fin. C'est un peu le spectacle que nous donnent les gouvernements successifs qui foncent dans des impasses faute d'être au bon niveau des solutions.

Le pratiquant du langage du réel fonctionne autrement : il regarde, observe et analyse comment les autres se comportent, pensent et parlent. Il mesure les écarts de civilisation et à partir de là prend les

---

1. Bandler Richard, *Un cerveau pour changer. La programmation neurolinguistique*, InterEditions, 1992.

décisions : faut-il corriger cet état de choses ou admettre la réalité telle qu'elle est ? Et, dans ce cas, établir des règles de vie en société, des lois et de la jurisprudence en conséquence. Si les hommes ne sont pas égaux entre eux, s'il existe des génies et des imbéciles, des saints et des voyous, il faut prendre acte de cela et faire des règles adaptables à chaque catégorie de la population. Tout en laissant les portes ouvertes pour ceux qui voudraient changer de catégorie. Il faut laisser aux voyous la possibilité de devenir des saints, aux imbéciles de devenir des génies.

Ce genre d'expérience est très important pour l'action que nous pouvons mener. En effet, si nous abandonnons les notions abstraites de nature humaine, de personnalité, de Moi profond, etc., au lieu de nous trouver démunis, nous nous enrichissons de solutions concrètes car, au niveau du réel, nous constatons qu'il existe des milliers d'expériences qui peuvent nous conduire à d'authentiques changements profitables.

Conclusion

Comment pourrions-nous résumer le contenu de ce livre et quel en serait la morale si tant est qu'il en faut une ? Le lecteur attentif a pu constater que tout au long des chapitres, le fil conducteur restait clair, et que nous n'avons pas craint de le répéter au risque d'importuner : nous vivons en permanence dans deux mondes, le monde des idées, des concepts, des croyances, et le monde des faits. Nous vivons à la fois dans ces deux mondes c'est-à-dire que nous agissons et *en même temps* portons un jugement, classons et expliquons ce que nous venons de faire. Cette situation inconfortable, presque schizoïde, nous entraîne inévitablement vers des conduites cognitives erronées, car nous finissons par confondre ces deux mondes en pensant que nos idées et les faits qu'elles représentent sont de même nature et peuvent être comparés.

Le premier constat que l'on peut faire à partir de cette observation est que la très grande majorité de nos contemporains ne sont pas conscients de l'existence de ces deux mondes. D'où l'étrangeté de ce livre pour un esprit non averti. Sans faire la chasse aux sorcières, nous pouvons penser que notre culture occidentale et notre éducation sont fautives car elles ont créé cette situation. Notre culture, tout entière construite à partir d'idées et de bons sentiments, nous empêche de voir clairement le réel.

Le deuxième constat est que si nous avons une grande culture livresque, philosophique et un langage fortement structuré pour débattre du monde des idées, nous n'avons aucun langage pour décrire ce qui se passe au niveau des faits. Et l'on a tôt fait de croire que ce qui n'a pas de mots pour le désigner n'existe peut-être pas.

Le troisième constat est que si la quasi-totalité de nos problèmes et de nos conflits de type relationnels avec nos semblables, aussi bien au niveau amical, familial, professionnel, qu'au niveau de la gouvernance des nations, provient de notre incapacité à maîtriser nos relations, nous continuons à chercher les solutions à ces conflits en puisant dans nos connaissances au niveau des idées et des concepts du monde abstrait. Ce que la sémantique générale résume sous la terminologie : les cartes et le territoire. Nous ne savons pas voir que si les problèmes se situent au niveau du territoire, alors les solutions doivent aussi s'y trouver.

Le quatrième constat est qu'il n'y a aucune bijection, au sens mathématique du terme, entre les éléments des cartes et les éléments du territoire, sauf dans les langages techniques. Le langage naturel que nous avons appris dans l'enfance est un langage flou, chaque mot est entendu et utilisé différemment selon les gens et selon les époques… À l'inverse des langages informatiques dont la finalité est de commander des actions précises aux machines, le langage naturel utilise des consignes floues que chacun peut interpréter à sa façon. Les recherches les plus récentes en matière d'intelligence artificielle ont montré que pour faire fonctionner les machines les plus perfectionnées, et leur permettre de dialoguer avec des humains, il faut leur désapprendre la logique ! Watzlawick évoque dans ses livres l'histoire d'un super-ordinateur à qui l'on pose la question éminemment humaine « C'est quoi le bonheur ? » et qui, après avoir mouliné un bon quart d'heure, répond : « Cela me rappelle une histoire… »

À partir de ces quelques constats, une question fondamentale se pose : faut-il laisser les choses en l'état et continuer à accepter que nos amis, mais aussi les journalistes, les hommes politiques, les gouvernants, etc., continuent à utiliser un langage impropre à désigner et à diriger le monde réel, faut-il les laisser nous donner des ordres utopiques ? Faut-il laisser en l'état nos sociétés tout entières basées sur des principes utopiques et des lois impossibles à appliquer ? Ou faut-il essayer de changer les choses pour appliquer le principe de réalité ? Et, dans ce dernier cas, quelles seraient les bases d'un vrai changement ? Tous les exercices que nous avons fait faire aux gens pour apprendre à parler et à penser de façon concrète ont montré que les enfants apprenaient très vite alors que les adultes, même parmi les plus cultivés et les plus diplômés, avaient bien du mal à appliquer ces nouvelles façons de parler de leur monde, quand ils arrivaient même à comprendre de quoi il s'agissait. À propos de l'exemple déjà cité du tableau de Magritte représentant une pipe sous laquelle était écrit « Ceci n'est pas une pipe », nous avons fait l'expérience suivante : rester longtemps devant le tableau pour recueillir les propos des gens. La plupart des adultes disaient des phrases du genre « Mais si, c'est bien une pipe », alors que la majorité des enfants disait : « Évidemment c'est un tableau, pas une pipe. » Quand on ne conceptualise pas, on peut encore voir le réel tel qu'il est. C'est la grande leçon de notre propos ici. Apprendre le langage du réel, du concret, c'est d'une certaine façon revenir en enfance. Prenons un autre exemple : dans la littérature zen, reprise par la sémantique générale qui en est proche, on trouve la devinette suivante (le terme exact dans la philosophie zen est *koan* ou phrase énigmatique alogique qui n'a pas de solution rationnelle que l'on pose aux apprentis moines) : « Quel bruit fait un arbre qui tombe là où personne ne peut l'entendre ? » Très peu d'adultes trouvent la bonne réponse alors que les enfants sont nombreux (surtout avant 8 ans) à la trouver. La réponse est que l'arbre ne fait aucun bruit car pour qu'il y ait bruit il faut qu'il y ait une oreille ; sans oreille pas de bruit. Les textes zen donnent un autre exemple, celui de « la lumière de la chandelle qui brille dans ma chambre quand je n'y suis plus… », et la réponse est la même.

Ce qui a fait dire à quelques philosophes et éducateurs que l'homme naît intelligent mais que l'école le rend bête. Opinion à laquelle nous souscrivons pleinement. C'est donc bien dès le plus jeune âge que cette nouvelle façon de penser, de parler et d'agir doit s'inculquer. Et c'est d'ailleurs paraît-il ce qui se passe dans certains pays. En Asie la culture de base est imprégnée de la pensée du réel et pour autant que nous le sachions, il semble que les gens ne confondent pas les idées et les choses. Chez eux le mot chien ne mord pas. La morale de ce livre est que c'est dès l'école primaire qu'il faut apprendre le langage du réel : « L'apprentissage de l'écoute et de l'observation devrait être à la base de l'enseignement primaire car ces compétences sont primordiales pour la réussite de l'élève[1]. » Et on peut ajouter pour notre réussite à tous, tout au long de notre vie.

En effet, la stricte application du langage et de la pensée du réel obligerait les gouvernants à refondre totalement l'Éducation nationale. Mais il ne s'agit pas de faire des réformettes, comme le font régulièrement tous les ministres qui se succèdent. Car ces gens-là pensent en termes quantitatifs : ils rabotent sur les heures d'une matière pour les ajouter à une autre, ils modifient les dates des vacances et les jours de repos dans la semaine. Ils ajoutent une matière que d'autres gouvernements ensuite s'empresseront de supprimer de nouveau… Tout ceci n'a finalement aucune importance. Dans la méthode de l'école de Palo Alto nous appelons ces changements des changements de type 1, qui sont des changements au sein d'un même système. Ce que nous appelons de nos vœux c'est un changement de type 2, ou changement de système.

L'enseignement officiel est un enseignement de faits et de dates, un enseignement de savoirs, ignorant presque totalement les savoir-faire. C'est donc par là même un enseignement cloisonné en matières, comme si celles-ci n'avaient aucun lien entre elles.

On ne voit nulle part qu'il soit enseigné l'art d'écouter les autres, l'art de les faire parler pour bien les connaître, l'art d'analyser ce que l'on voit et ce que l'on entend, l'esprit critique, l'art de mener à bien ses entreprises, d'atteindre ses objectifs, l'art d'être influent

---

1. Kourilsky Françoise, *op. cit.*

et de faire changer d'avis nos relations, l'art de méditer et de gérer sa vie dans l'équilibre des *ici et maintenant*, etc. En fait, tout ce qui est important n'est pas enseigné, laissant chacun, plus tard dans la vraie vie, se débrouiller ou sombrer dans la foule des problèmes qui nous assaillent tous dans nos vies trépidantes. Combien de drames, de difficultés seraient évités si nous avions appris dès l'enfance l'art de bien vivre en compagnie de nos semblables ? Et à quoi peut bien nous servir de connaître par cœur dans notre enfance toutes les dates de l'histoire, les formules chimiques, les dates de naissance et de mort des hommes célèbres, les capitales des pays, les titres des œuvres des écrivains, que la plupart des adultes oublient ensuite ? Nous raterions presque tous notre Bac si nous devions le repasser aujourd'hui. À quoi cela peut-il servir d'avoir une tête bien pleine, quand un bon dictionnaire et encore plus Internet nous fournissent sur un plateau tout le savoir du monde, et tous les renseignements que nous souhaitons ? Le propre de l'homme est de savoir penser, de savoir faire, de créer des chefs-d'œuvre à partir de rien, et cela aucun dictionnaire ne le peut.

D'un autre côté, pourquoi séparer des sujets du savoir qui sont intimement reliés entre eux ? Prenons un exemple : si nous souhaitons connaître le XVIe siècle, faut-il lire un livre d'histoire, de géographie, de littérature, un livre d'art, écouter de la musique de l'époque, aller au musée admirer les peintres de la période, savoir comment vivaient les gens dans les villes et les campagnes, connaître l'état des sciences et des techniques à cette époque, etc. ? Et bien tout cela à la fois. Car au XVIe siècle, il y eut des rois et des guerres certes, mais aussi des artistes, des savants, des croyances

168

typiques de l'époque, des grands personnages de toutes sortes, qui découvraient des lois de la mathématique, de la physique, qui écrivaient des traités de grammaire ou de rhétorique, et les voyages se faisaient sur les routes, à cheval ou à pied. Bref, la vraie vie de cette époque mérite qu'on la connaisse, comme celle de toutes les autres époques, mais cette connaissance ne peut se découper en petits morceaux. Quelle est la véritable raison de découper ainsi le réel ? Même si l'enseignement est abstrait et ne retrace pas la vie réelle d'une époque, la vraie raison est que nous avons des professeurs d'histoire et de géographie, de physique et de chimie, de littérature, etc., et que chaque enseignant, en dehors de sa discipline, ne connaît la plupart du temps pas grand-chose. Ce sont des spécialistes d'un morceau du monde qu'ils veulent nous faire connaître. À quand les enseignants généralistes comme les médecins ?

On ne peut penser l'homme comme séparé de son contexte de vie comme le dit si bien Wittezaele :

> *« Je pense aussi que la manière traditionnelle de penser l'homme, de façon indépendante de son contexte de vie, est pour beaucoup dans le grand désespoir que vivent beaucoup de gens aujourd'hui ; en effet, chercher à se connaître, à se comprendre, à comprendre ce qui ne va pas, à maîtriser ses pulsions... tout cela revient à rechercher une solution à un problème mal posé, un peu comme si on voulait résoudre le problème des marées en étudiant l'eau de mer[1]. »*

---

1. Wittezaele Jean-Jacques, *op. cit.*

En fait tout enseignement devrait être l'enseignement de la vie et la vie c'est avant tout apprendre à nous comporter avec nos semblables, d'une façon qui nous soit à la fois agréable mais aussi profitable ; apprendre à les aimer ou à défaut les supporter, apprendre à être bien parmi eux, tout en conservant notre originalité et notre indépendance d'esprit.

Pour notre part, nous croyons fermement que l'apprentissage de la pensée et du langage du réel pourrait être le premier pas vers une civilisation nouvelle, où les querelles idiotes, les conflits stériles et les discussions sans fin auraient disparu au profit d'un savoir vivre ensemble dans une paix, toute relative certes, mais d'une meilleure qualité que celle que nous vivons aujourd'hui. Ce n'est pas complètement une utopie de penser que le jour où tout le monde aura appris à l'école à penser de façon concrète, le jour où ce sera devenu comme une seconde nature, où nous ne nous laisserons plus berner par les mots et les manipulations de nos dirigeants, ceux-ci seront contraints de devenir, d'une certaine façon, plus intelligents. Tout peut être vraiment différent par l'application d'une règle toute simple : ne rien faire, ne rien décider sans avoir au préalable observé et analysé la situation en termes de faits et d'événements concrets.

Quand tout le monde aura compris que le mot chien ne peut pas mordre, et que le mot démocratie ne désigne rien de précis, certes on aura perdu le plaisir de discuter sans fin sur les mots, et les dissertations de nos élèves au bac auront changé de visage, mais nous aurons gagné dans l'art de nous occuper de nos chiens. Nous aurons en même temps compris que la poursuite du bonheur, de

170

la justice et de l'égalité sont des chimères, et le vrai changement deviendra alors possible, justement parce qu'aucun terme abstrait ne pourra plus venir le freiner. Mieux, comme le disent les maîtres zen, nous aurons compris que le changement est déjà là, en nous ; et qu'il suffit d'apprendre à contrôler notre esprit.

Quand l'abstrait ne régentera plus nos esprits, nous gagnerons une authentique liberté : celle de penser par nous-mêmes, d'observer et de comprendre ce qui se passe et comment le changer.

Bibliographie

BANDLER, Richard, *Un cerveau pour changer. La Programmation Neuro-Linguistique*, InterÉditions, 1992.

BRABANDÈRE, Luc de, *Le Management des idées*, Dunod, 1998.

CARRÉ, Christophe,

50 exercices pour maîtriser l'art de la manipulation, Eyrolles, 2009.

50 exercices pour résoudre les conflits sans violence, Eyrolles, 2009.

CIALDINI, Robert, *Influence et Manipulation. Comprendre et maîtriser les mécanismes de persuasion*, First, 1990.

DESHIMARU, Taisen,

La Pratique du zen, Albin Michel, 1981.

Le Vrai Zen, Le Courrier du livre, 1969.

EDMÜLLER, Andreas, et WILHEM, Thomas, *La Manipulation. L'art d'influencer à votre portée*, Ecolibris, 2009.

GOLEMAN, Daniel, *Cultiver l'intelligence relationnelle. Comprendre et maîtriser notre relation aux autres pour vivre mieux*, Robert Laffont, 2009.

HUYGHE, François-Bernard, *La Langue de coton*, Robert Laffont, 1991.

KAPLEAU, Philip, *Les Trois Piliers du zen*, Stock Plus, 1972.

KORZYBSKI Alfred, *Une carte n'est pas le territoire. Prolégomènes aux systèmes non aristotéliciens et à la sémantique générale*, L'Éclat, 1998.

KOURISLKY, Françoise, *Du désir au plaisir de changer. Le coaching du changement*, 4ᵉ édition, Dunod, 2008.

MARSEILLE, Jacques, *L'Argent des Français. Les chiffres et les mythes*, Perrin, 2009.

PIRSIG, Robert M., *Traité du zen et de l'entretien des motocyclettes*, Éditions du Seuil, 1978.

RAYNAUD, Pierre,

Les Mythes du médicament, LAPS, 1975, épuisé.

L'Art de manipuler, LAPS, 1977, épuisé.

Les Jeux de mots politiques des Français, LAPS, 1983, épuisé.

Le Médicament, malade de sa communication, Éditions ULRICH, 1992.

L'Art de manipuler, 2ᵉ version, Éditions ULRICH, 1996.

Le Management de la relation, Éditions ULRICH, 1998.

À la recherche du client, Éditions ULRICH, 1999.

La Grande Mutation de l'industrie pharmaceutique, Éditions ULRICH, 2006, épuisé.

Tous Racistes ? Analyse relationnelle des mécanismes du racisme, Éditions ULRICH, 2009, épuisé.

SAUCET, Michel, *La Sémantique générale aujourd'hui*, 1ʳᵉ édition, 1983, Retz ; Courrier du Livre, 1987.

VAN VOGT, Alfred Elton, *La saga du non-A : Le Monde des non-A, À la poursuite des Slans, Le Cycle du A, La Fin du A, Les Joueurs du non-A,* etc., J'ai lu.

VOLKOFF, Vladimir,

Manuel du politiquement correct, Éditions du Rocher, 2001.

Pourquoi je suis moyennement démocrate, Éditions du Rocher, 2002.

Pourquoi je serais plutôt aristocrate, Éditions du Rocher, 2004

WATZLAWICK, Paul,

Une logique de la communication, Éditions du Seuil, 1972.

Changements. Paradoxes et psychothérapie, Éditions du Seuil, 1975.

Faites vous-même votre malheur, Éditions du Seuil, 1984.

WATTS, Alan, *Bienheureuse insécurité*, Stock Plus, 1951.

WEAVER, W., et SHANNON, C.E., *Théorie mathématique de la communication*, Retz, 1975.

WIJNBERG, Jeffrey, *Avez-vous vraiment besoin d'un psy ?*, InterÉditions, 2005.

WITTEZAELE, Jean-Jacques, *L'Homme relationnel*, Éditions du Seuil, 2003.

WITTGENSTEIN, Ludwig,

Tractacus logico-philosophicus, Gallimard, 1961.

De la certitude, Gallimard, 1958.

Composé par **Style Informatique**